成人〜高齢者向け

咀嚼機能アップ BOOK

実践に活かせる知識・アイデアがわかる本

小野 高裕　増田 裕次
〔監著〕

クインテッセンス出版株式会社　2018

Berlin, Barcelona, Chicago, Istanbul, London, Milan, Moscow, New Delhi, Paris, Prague, São Paulo, Seoul, Singapore, Tokyo, Warsaw

はじめに

　この本を手にとってくださったあなたは、医療関係の方でしょうか、栄養の関係の方でしょうか、それとも介護や福祉の関係の方でしょうか……、あるいは、そのどれにも属さない方かもわかりませんね。

　ご専門が何であっても、おそらく「口から食べること」に困っておられるかたがたのために、あるいはご自身が困っておられるか、将来困らないようにするために、「咀嚼」のことを知る必要をお感じになり、この本のタイトルが気になって手に取られたのではないでしょうか。

「咀嚼機能アップってどういうことなんだろう？」
「そんなことできるのかな……、どの教科書にも書いてないし」
と半信半疑かもわかりませんね。それは無理もないと思います。

　ただ「咀嚼」について解説するだけではなく、「咀嚼機能」をきちんと評価して、良くするための本は、これまでにありませんでした。私たちは、そんな本を作りたかったのです。

　この本は、3つのパートから成っていますが、どこから読んでいただいてもかまいません。それぞれの内容を簡単にご紹介します。

　PART 1 では、咀嚼って何だろう、何の役に立つんだろう、咀嚼できないと何が困るんだろう、などについて解説します。咀嚼って「噛む」というひとつの動作だと思っていたけれど、こんなに大切な「行動」だったんだ！ ということを理解してください。

　PART 2 では、咀嚼を「測る」「診る」方法について解説します。そして、歯科でできる治療や指導によってどんな効果が期待できるのか、最新の科学的エビデンスに基づいた知識を紹介しています。

　PART 3 では、医療や介護における「咀嚼機能アップ」に向けた取り組みの実例を紹介します。医療者、介護者として「咀嚼機能アップ」の取り組みを始められる方には、おおいに参考にしていただけるでしょう。

　本書で扱う取り組みの対象は、「成人」と「高齢者」になります。超高齢社会に生きる私たちが、生涯生きがいをもち続けるためには、現役世代からの疾病予防と高齢期のフレイル予防の取り組みが大切といわれています。

　「咀嚼機能アップ」はそのための取り組みのひとつであり、本書が入門書・実践の手引きとして、あなたのお役に立つことを期待しています。

2018年1月

小野 高裕　増田 裕次

Contents

PART 1 | 咀嚼機能アップ、どうして必要なの？

- 1-1 咀嚼機能って、なんのためにあるの？ ……………………………………… 8
- 1-2 咀嚼のメカニズムはどうなっているの？ ………………………………… 16
- 1-3 咀嚼機能が衰えると、どんなことが起こるの？ ………………………… 28

PART 2 | 歯科における咀嚼機能評価と機能アップ

- 2-1 咀嚼機能をアップするためには何が必要なの？ ………………………… 46
- 2-2 咀嚼機能評価① グミゼリーを用いた咀嚼能率測定法とその活用 ………… 52
- 2-3 咀嚼機能評価② 下顎運動解析装置を使った機能評価 …………………… 66
- 2-4 咀嚼機能評価③ 舌圧計を使った機能評価 ………………………………… 80
- 2-5 咀嚼機能評価④ 咀嚼チェックガムを使った機能評価 …………………… 87
- 2-6 評価・指導の実際① 一般歯科医院での咀嚼機能評価と指導 …………… 96
- 2-7 評価・指導の実際② 訪問歯科診療における咀嚼機能評価と摂食嚥下指導 … 104
- 2-8 評価・指導の実際③ 生活習慣病予防にかかわる咀嚼機能評価と指導 …… 113

PART 3 | 咀嚼指導はこんなふうに実践できる！
医療・介護の現場における咀嚼機能評価・指導例

- 葭内歯科医院の場合〔歯科医院での咀嚼機能評価と指導〕………………… 124
- あぜりあ歯科診療所の場合〔公設民営歯科医院での咀嚼指導〕…………… 127
- たかぎ歯科医院の場合〔訪問歯科診療での口腔ケアと咀嚼機能評価〕…… 130
- みほ歯科医院の場合〔訪問歯科診療での咀嚼介助〕……………………… 132
- 口腔栄養サポートチームレインボーの場合〔訪問歯科診療の咀嚼機能評価と訓練〕… 134
- あおぞら診療所の場合〔訪問歯科診療での咀嚼訓練〕…………………… 136
- 原土井医院歯科の場合〔病院での咀嚼訓練〕……………………………… 138
- 東京医科歯科大学歯学部附属病院の場合〔病院での咀嚼機能評価〕……… 140
- 新潟大学医歯学総合病院義歯診療科の場合〔病院での咀嚼訓練〕………… 143
- 日本歯科大学 口腔リハビリテーション多摩クリニックの場合〔専門医療機関での咀嚼訓練〕… 146
- せんだんの丘の場合〔介護老人保健施設での咀嚼指導〕………………… 148

執筆者一覧〔執筆順〕

監修

小野 高裕
新潟大学 大学院医歯学総合研究科
包括歯科補綴学分野

増田 裕次
松本歯科大学 総合歯科医学研究所
顎口腔機能制御学部門

PART1-1 / 1-2
増田 裕次

PART1-3
池邉 一典
大阪大学 大学院歯学研究科 顎口腔機能再建学講座
有床義歯補綴学・高齢者歯科学分野

PART2-1
小野 高裕

PART2-2
小野 高裕／金田 恒
新潟大学 大学院医歯学総合研究科 包括歯科補綴学分野

PART2-3
志賀 博
日本歯科大学 生命歯学部 歯科補綴学第1講座

PART2-4
森 隆浩／吉川 峰加／津賀 一弘
広島大学 大学院医歯薬保健学研究科
先端歯科補綴学研究室

PART2-5
濵 洋平／金澤 学／水口 俊介
東京医科歯科大学 大学院医歯学総合研究科
高齢者歯科学分野

PART2-6
小谷 泰子
平成歯科クリニック（大阪府）歯科医師

PART2-7
中川 量晴／松尾浩一郎
藤田保健衛生大学 医学部 歯科・口腔外科

PART2-8
深井 穫博
深井保健科学研究所／深井歯科医院（埼玉県）歯科医師

PART3

武藤 智美
葭内歯科医院（北海道）歯科衛生士

高田 靖
あぜりあ歯科診療所（東京都）歯科医師

髙木 景子
たかぎ歯科医院（兵庫県）歯科医師

中島 丘／岩﨑 妙子
みほ歯科医院（神奈川県）歯科医師／歯科衛生士

篠原 弓月
口腔栄養サポートチーム レインボー（東京都）
歯科衛生士

山口 朱見
あおぞら診療所（千葉県）歯科衛生士

岩佐 康行
原土井医院歯科（福岡県）歯科医師

若杉 葉子／戸原 玄
東京医科歯科大学 大学院医歯学総合研究科
高齢者歯科学分野

堀 一浩
新潟大学 大学院医歯学総合研究科
包括歯科補綴学分野

菊谷 武
日本歯科大学 口腔リハビリテーション多摩クリニック／
日本歯科大学 大学院生命歯学研究科 臨床口腔機能学

秋山利津子
医療法人社団東北福祉会 介護老人保健施設
せんだんの丘（宮城県）歯科衛生士

---

illustrations
ぱんとたまねぎ
佐々木 純〔アプローズ〕
編集部

PART 1

咀嚼機能アップ、どうして必要なの？

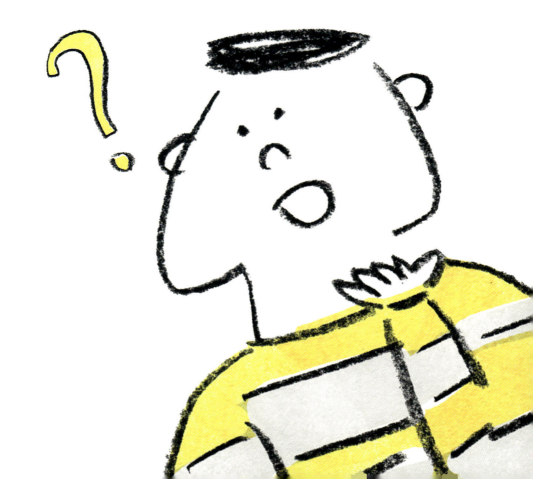

咀嚼機能アップで、

- いろんな食べものを食べることができる！
- 食や口、歯への興味が強くなり、生活や趣味の幅が広がる
- 患者さんが噛みやすい新義歯をつくるモチベーションになる！
- 胃や腸での消化が良くなる
- 唾液がいっぱい出るようになります
- 唾液が多くなって、う蝕予防や口腔内環境改善に役立つ
- メタボ対策！
- 脳の機能を活性化！
- 食塊を細かく均等に砕くことで口の中で広がる表面積が増え、よりよく食べものを味わうことができる

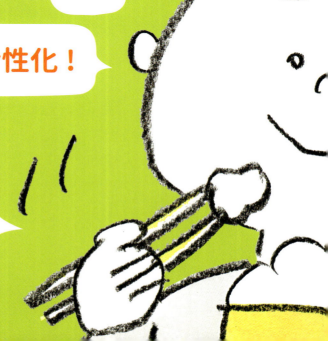

こんなにいいことあります。

**あなたの歯科医院でも、はじめてみませんか？
患者さんの人生を豊かにする咀嚼指導。**

「**口は健康の入り口**」とも呼ばれ、ヒトが生きるために必要な栄養素を体内に取り込む、とても重要な人体パーツのひとつです。食べものをよく噛むことは、唾液分泌がより促され、嚥下や消化を助けると同時に、う蝕予防や口腔機能の向上にもつながります。毎日の食事にてよく噛むことで食べものの素材や材料を感じ、食への意識が高まることで、脳に刺激を与えたり、メタボリックシンドローム予防へ取り組む意欲向上も期待できます。歯科医院に来院される患者さんや、訪問歯科治療でお目にかかる患者さんに、「噛む」ことから生まれる楽しさ、生きる活力、全身の健康、それをお手伝いできる訓練や歯科の専門知識を一緒に提供できたらいいですよね。本書では、そんな咀嚼能力アップで可能性が広がるいろんなこと、そしてその方法についてお教えします！

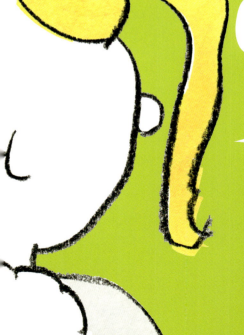

- 間違ってほっぺたを噛まなくなった！
- 患者さんが全身の健康にあわせて歯や口の健康にも興味をもってくれるようになる
- フレイル（衰え）予防の役に立つ！
- 低栄養を予防
- 口周りの筋肉が鍛えられて若々しく！
- 誤嚥性肺炎の予防に！

PART 1-1

咀嚼機能って、なんのためにあるの？

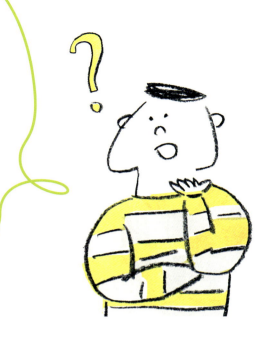

咀嚼機能って鍛えると、何かいいことあるの？

　70歳時に20本以上の残存歯がある女性は、19本以下の人に比べて生存率が高いことが研究で示されています[1]。また残存歯の数や咀嚼機能の著しい低下が、認知機能のレベルと関係があるとの報告もあります[2,3]。さらに日常的に噛む回数を必要とする食品を食べている若い女性は、腹囲が小さい傾向にあるとの研究結果もあります[4]。

　これらの疫学的な研究から、健康寿命の延伸やQOLの向上に咀嚼機能が大切な役割をもつ可能性があるといえます。因果関係は諸説ありますが、いまだに明らかにされていないのが現状です。しかし、本稿に示す「咀嚼の意義」のいくつかが大きく影響していると考えられます。

　咀嚼することで起こる現象や効果、連鎖反応は、多岐にわたります（**図1**）。本稿では咀嚼機能向上のゴールを「より健康に！生きる力の向上」とし、5つの咀嚼の意義を解説していきます。

咀嚼の意義 ①
食塊形成（嚥下のための咀嚼）

● 咀嚼によってつくられる「食塊」とは？

　口から食事を摂るとき、必ず口の中で食べものを咀嚼する行動が必要です。咀嚼では上下の歯で食べものを砕き、すりつぶして小さくする「噛む」動作を行いますが、単純に「噛む」だけでなく、顎や舌が巧妙な運動を行うことで、小さくした食べものを唾液（あるいは水分）と混ぜて飲み込める（嚥下できる）状態にすることも含みます。つまり「食塊形成」が、咀嚼することの第一の意義といえます。

　では、食塊とはどういうものでしょうか？　嚥下が反射的に誘発されるためには嚥下直前の食塊が、

- 均一である
- まとまりやすくバラバラしにくい
- パサパサしていない
- 変形しやすく粘膜表面をすべりやすい
- べたべたしない

などの特性をもつことが必要だといわれま

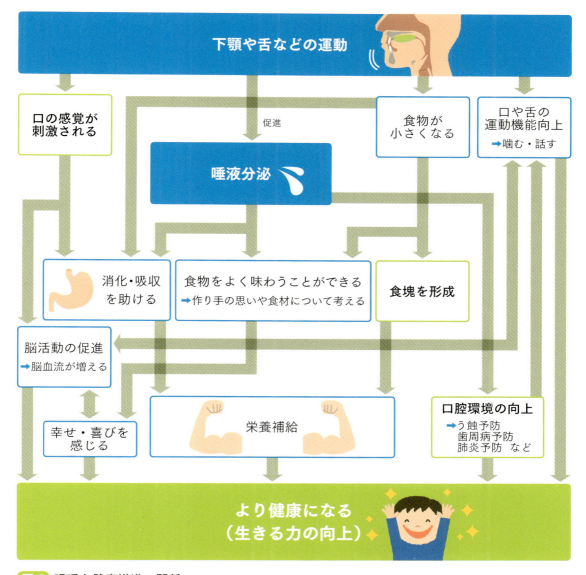

図1 咀嚼と健康増進の関係

「噛むこと」が「より健康になる」ことへつながっていく連鎖を模式的に示します。咀嚼するために下顎や舌の運動が必要になり、口腔感覚が刺激され、唾液分泌が促進されることがわかります。

す[5]。食塊にこの特性をもたせるために、咀嚼はさまざまな調節を行います。

食塊を物性から見ると、含まれる粒の大きさ、硬さ、付着性（ベタベタしているかどうかの指標）、凝集性（まとまりやすくバラバラしていないかどうかの指標）の各指標が問題となります。たとえば粒が小さい方が物性が均一であるし、硬さも軟らかくなります。また付着性が大きいと粘膜組織にくっついて移動性が悪くなりますが、ある程度の付着性がないと凝集性が小さくなり、固まりで移動してくれません。また、唾液と混ざることで付着性が大きくなる食べものもあれば、小さくなる食べものもあります。さらに、凝集性も唾液により左右されます[6]。

表1 食塊の物性の各指標

- **粒の大きさ（食片）**
  - 咀嚼が進むと粒は小さくなる
  - 粒が小さくなると物性が均一になり、付着性が大きくなる
- **硬さ**
  - 咀嚼が進むと粒が小さくなり、硬さは軟らかくなる
- **付着性**
  - ベタベタしているかどうかの指標
  - 付着性が大きいと口腔内に付着して食物の移動性が悪くなる
  - 付着性が少ないと凝集性が不足し、口の中でバラバラになって食塊形成ができない
  - 唾液に左右される（米飯、パンなど粘性のある食べものは唾液で付着性を少なくし移動性を高める）
- **凝集性**
  - まとまりやすくバラバラしていないかどうかの指標
  - 唾液に左右される（ビスケットなど歯で砕くと粉々になる食べものは唾液で凝集性を高める）

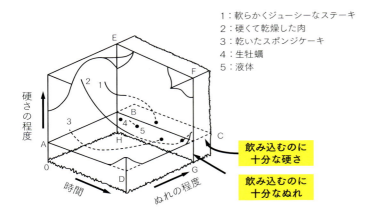

1：軟らかくジューシーなステーキ
2：硬くて乾燥した肉
3：乾いたスポンジケーキ
4：生牡蠣
5：液体

図2 食品の嚥下に必要な物性の変化

肉は硬さがあるため咀嚼で軟らかくしていきますが、1のジューシーなステーキは早い段階で十分なぬれに到達します。2の乾いた肉は十分なぬれになるまで時間を要します。3の乾いたスポンジケーキに硬さはありませんが、十分なぬれになるまでに時間を要します。4の生牡蠣はそのままで食塊としての要件を満たしていることを示します。　　［参考文献6より引用改変］

食品	
とうふ	
卵焼き	
煮たジャガイモ	
煮たニンジン	
もやし	
かまぼこ	
ポテトチップス	
ゴボウ	
あられ	
焼肉	
ピーナッツ	
たくあん	
硬いビスケット	
硬いせんべい	
古たくあん	
とり貝	
するめ	
貝柱の干物	
ガム	
リンゴ丸かじり	

- 左の表の20種類の食品について

普通に食べられるものに	○
くふうすれば食べられるものに（小さく切るか、軟らかく煮る）	△
食べられないものに	×

をつけてください。

- その他、食べにくいものがあれば書いてください。

- どんな食品が食べられるようになりたいですか？

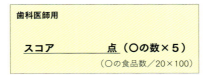

歯科医師用

スコア　　　　点（○の数×5）
　　　　　　（○の食品数／20×100）

図3 佐藤の咀嚼スコア

左の表は、100種類の食品を選択し、全部床義歯装着者300名を対象に咀嚼可能率（咀嚼指数）を算出したうえで、咀嚼指数20％きざみに4食品ずつ、20種類代表食品を選出したものです。付けられた○の数に5をかけて算出されたスコアで評価します。個人差はあるものの、総義歯患者では60点以上なら咀嚼に「満足」しており、50点台で「普通」、50点以下では「不満」と感じていると判断します。

［参考文献7より引用改変］

たとえば米飯やパンでは、咀嚼が進むと食片（粒）が小さくなり付着性が大きくなりますが、付着性が大きすぎるとベタベタして飲み込みづらいため、唾液と混ぜることで付着性を小さくし、粘膜上を滑りやすくしています。また、ピーナッツやビスケットなどでは、細かく砕くと同時に唾液と混ぜ合わせて凝集性を大きくし、まとまりやすくします（**表1**）。

● 食べものの「硬さ」と「ぬれ」

1980年代から、海外でも食塊となるための要素を提唱した論文が発表されています（**図2**）[6]。嚥下に適した食塊形成には、ある程度以下の「硬さ（structure）」とある程度以上の「ぬれ（lubrication）」、そしてそれに到達するための時間を必要とする考え方です。つまり、食品によって硬さとぬれが十分になる経路は異なることを提唱し、咀嚼の複雑さを示したものといえます。前述の「硬さ、付着性、凝集性」という異なる物性を、「硬さ、ぬれ」という表現でも使えることを示しています。

● さまざまな食べものの咀嚼能率

咀嚼で嚥下可能な食塊をつくるときには、もとの食べものの物性が大きく影響します。そこで、患者さんの咀嚼能力を知るためにアンケートを行った研究があります（**図3**）[7]。ここに挙げられた食べもののリストから、「普通に食べることができる」食べものの数をスコアとして評価するもので、リストの項目には、各咀嚼ランクにおける国際的食品と日本的食品、弾性食品、破砕性食品が半々に選択されています。このリストの上から下に行くにしたがい、健常者でも咀嚼しにくい食べものになります。また、食塊形成の意味でも小さくなりにくいもの、硬いもの、付着性が大きいもの、凝集性が小さいものなどが咀嚼しにくいものとして並んでいます。

このように良好な食塊形成は、何を食べるのかということに大きく影響されます。逆に考えると、食べものをうまく選べば、食塊形成の目的は達成できる可能性があります。

咀嚼の意義 ②
栄養補給（消化・吸収のための咀嚼）

● 噛めば噛むほど消化されやすくなる

食べものから栄養素を吸収するためには、消化酵素による化学的な分解が必要です。口腔内でも、唾液中のアミラーゼは炭水化物を化学的に分解します。胃や小腸に分泌される消化酵素は、炭水化物を単糖類に、タンパク質をアミノ酸に、脂質を脂肪酸に分解してはじめて小腸で吸収できる大きさの分子になります。咀嚼により食べものは細かく粉砕され、食片が消化液に触れる表面積が増加します。つまり、細かい食片ほど消化酵素による分解が進み、吸収できる栄養素となりやすいのです。

● 咀嚼は他の消化器官にも影響する

また食べものを咀嚼することで、唾液をはじめ、さまざまな消化器官における消化液の分泌が促進されます。口腔内での刺激が内臓に入ってからの消化・吸収に大きく影響を及ぼすのです。

事実、栄養不良の傾向は高齢者の総義歯装着者（天然歯よりも咀嚼能力が劣る）に高く見られるとの研究結果があり、咀嚼が十分でないと栄養補給に支障が出ると考えられます[8]。また、義歯装着者の栄養摂取状態を栄養素別に調べると、食物繊維やビタミンC、βカロチンの血中濃度が低いとの報告[9]や、20本以上の歯をもつ高齢者は、

表2 唾液の作用と作用する唾液中の成分

唾液の作用	作用する成分	
消化作用	アミラーゼ	消化のため、デンプンをブドウ糖やマルトースに分解する
潤滑作用 保護作用	ムチン(糖タンパク質)	糖とたんぱく質が結合してできた多糖類の一種で、粘性をもち、口腔内では粘膜を潤滑にし保護する。また粘液で舌の運動をスムーズにするはたらきもある。食塊形成においても、付着性や凝集性に関係する重要な役割をもつ
洗浄作用	水	咀嚼時や安静時に口腔粘膜や歯面を洗い流す。口腔内での食物の移動や、舌や頬粘膜の動きとともに、粘膜面へのプラークや舌苔等の付着を防ぐ
溶媒(味覚発現)作用		味物質が唾液の水分中に溶けることで、味蕾にある味細胞に到達する
体温の調節作用		唾液中の水分が蒸発する際に蒸散放熱により体熱が奪われる(暑いときにイヌが舌を出して呼吸するのは、体熱を下げる目的もある)
緩衝作用(pH)	炭酸水素塩(HCO_3^-)	重炭酸イオンと水素の反応($HCO_3^- + H^+ \Leftrightarrow H_2O + CO_2$)で、口腔内のpHを一定に保つ
抗脱灰作用	炭酸水素塩(HCO_3^-) カルシウム反応性タンパク	酸は緩衝作用で中和されるため、歯質を侵す蝕の予防に役立つ。またカルシウム反応性タンパクの存在下で再石灰化が促進される
抗菌作用	リゾチーム 免疫グロブリンA(IgA) ペルオキシダーゼ	口腔内の環境向上に役立つ。ペルオキシダーゼは抗酸化作用があるため、食物に含まれる活性酸素を分解し、発がん性を減弱する作用もある(がん予防までには至らない)
排泄作用	金属イオンなど	身体に不要な金属イオンなどを、唾液に含めて排泄する

唾液にはさまざまな成分が含まれており、それぞれ健康を守るためのはたらきをもちます。咀嚼機能アップにも必要です。

義歯装着者より野菜や果物の摂取が豊富であるとの報告[10]もあり、義歯装着者では野菜からの栄養摂取に問題が生じる可能性を示しています。このことから、よく噛んで食べない人や食べられない人は野菜の摂取が減り、バランスの良い栄養摂取ができないと考えることもできます。またこうした人たちは、よく噛むことで栄養摂取状態の改善につながる可能性があります。

なお一方で、「歯科的な機能不良は食物繊維の摂取減少に関係するが、総合的な栄養摂取の減少には関与しない」との報告[11]もあります。

咀嚼の意義 ③
口腔環境・口腔機能の向上
(口腔機能のための咀嚼)

◉ さまざまな役割をもつ唾液分泌を促進

咀嚼すると、唾液分泌が促進されます。唾液は食塊形成に必要な水分を供給した

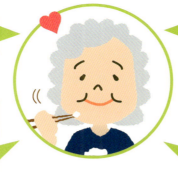

- 食べものが粉砕され小さくなることで、味物質の溶出が高まる
- 噛みごたえや舌触りなどを楽しめる（食べものの物性により歯根膜をはじめとする受容器が刺激される）
- 唾液に含まれるアミラーゼがデンプンを分解して甘味が高まる
- 食べものが長く口腔内にとどまるため、食べものから受けるさまざまな刺激が続く。「口中香」といわれるように、特に口の中の香りが咽頭から上がり、鼻腔の後ろを抜けて嗅覚を刺激する

図4 咀嚼が起こす「食べるよろこび」

り、アミラーゼによる化学的な消化を行うなどさまざまな役割をもっています（**表2**）。

洗浄作用については、果物（リンゴなど）や野菜（大根など）の繊維質で切断面が残りやすい食品を咀嚼した際に、食片が汚れをこすり取る効果が高くなります。なお唾液で除かれるのは食物残渣ではなく、放置していた粘膜などに蓄積する汚れ（舌苔など）です。ですから、食後は食物残渣などを清掃する歯みがきが必要です。

このように、咀嚼によって唾液や食物の動きで口腔内の環境が向上すると、口の健康が保たれると考えられます。歯や歯周組織の健康が保たれることは、本稿の冒頭で触れた、残存歯数を多くすることにつながります。残存歯数が多いと咀嚼に有効であることはいうまでもありませんので、十分な咀嚼ができ、より口腔環境を良くするという良いサイクルが生まれます。

◉ 中枢神経の活動リズムの向上につながる

咀嚼運動は、脳により下顎や舌の複雑な運動が制御されて成立します（後述）。このような中枢神経の活動は、口腔の環境や筋の状態に合ったものでなくてはならず、訓練によって習熟します。たとえば、補綴治療で咬合などの口腔内環境が変化すると、はじめはぎこちない噛み方になったり、患者さんが不調和を訴えたりすることがあります。しかし咀嚼を繰り返すと上手に噛めるようになる経験は、実際にどなたでもあるでしょう。

噛む運動を意識して行うということは、こうした運動を頻回に行うことになります。それが、中枢神経での活動リズムと咀嚼リズムを合わせる訓練や口腔の運動機能訓練となって、口腔機能全般の向上に大きく寄与すると考えられます。

咀嚼の意義 4
口腔感覚の刺激（幸せのための咀嚼）

◉「味」の刺激を複雑にして脳に伝える

咀嚼することの大きな魅力は、食べものの味を味わい、喜びが感じられることです（**図4**）。「口中調味」という言葉があるように、私たちは、咀嚼中に口のなかでさまざまな食べものを混ぜ合わせて味を楽しんでいます。たとえば、和食ではご飯と漬けものを同時に口に入れて咀嚼することにより、両方の味が混ざって、それぞれ単独で食べるときよりも深い味わいになります。

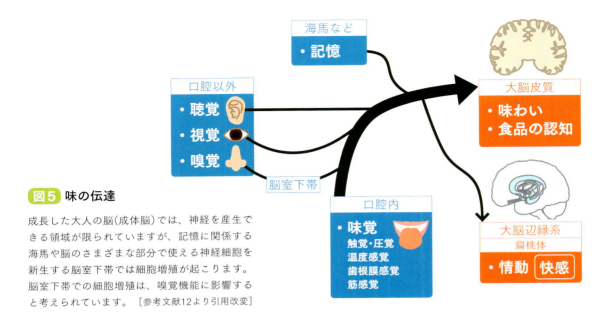

図5　味の伝達

成長した大人の脳（成体脳）では、神経を産生できる領域が限られていますが、記憶に関係する海馬や脳のさまざまな部分で使える神経細胞を新生する脳室下帯では細胞増殖が起こります。脳室下帯での細胞増殖は、嗅覚機能に影響すると考えられています。［参考文献12より引用改変］

また、歯ごたえや舌触りなど、2つの異なる物性のものを同時に咀嚼することでより食事を楽しめることは、読者のみなさんも経験しているでしょう。

このようにして、ヒトは味（味覚だけでなく食品から受けるさまざまな刺激を統合したもの）を大脳皮質で感じます。同様にこれらの情報が大脳辺縁系に伝えられ、快感を得て良い心理状態になります。さらに食べものに関する多くのこと、たとえばどのような食材が使われているのか、どのように調理されているのか、誰が作ったのか、過去に食べたものとの比較といったことを認知することができます（図5）[12]。

記憶に関しては海馬などのはたらきが必要になりますから、食べものを味わいながらいろいろと考えると、さまざまな脳の部位を使うことになります。そのため、食べることによって脳への刺激が高まります。また食べものから多くの情報を受け取ることは、食への関心を高め、食欲の増進や食生活の管理にもつながると考えられます。

咀嚼の意義 [5]
脳活動の促進（脳のための咀嚼）

◉ 脳の一部を若返らせる力を増進

味を感じて喜び、記憶する意味でも、そして咀嚼運動を制御する意味でも、脳は活動しています。咀嚼中に脳血流が増加することは明らかにされており[13]、よく噛んで味わって食べるということは、脳の活性化にもつながると考えられます。このような脳の活性化がきっかけと思われる、脳のさまざまな部位での変化が報告されています。

成長した大人の脳（成体脳）では、神経を産生できる領域が限られていますが、記憶に関係する海馬や、脳のさまざまな部分で使える神経細胞を新生する脳室下帯では細胞増殖が起こります。脳室下帯での細胞増殖は嗅覚機能に影響すると考えられています[12,14]。このような神経細胞の増殖機能が低下すると、記憶機能や嗅覚機能に障害をもたらすことが動物実験で報告されており[14]、人間の脳においても同様のことが起こると予想されています。

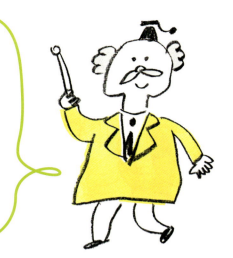

　咀嚼はひとつの動作ではなく、嚥下するための食塊を形成するという目的をもった一連の行動です。その一連の行動が、栄養面と心理面とに密接にかかわっていることは、人が生きるのに必要不可欠なものとして、非常に重要であるととらえるべきでしょう。
　この咀嚼という行動は、人が健康に、幸せに生きていくために、必要なのです。

Part1-1　参考文献

1. Osterberg T, Carlsson GE, Sundh V, Mellström D. Number of teeth － a predictor of mortality in 70-year-old subjects. Community Dent Oral Epidemiol 2008;36(3):258-268.
2. Lexomboon D, Trulsson M, Wårdh I, Parker MG. Chewing ability and tooth loss: association with cognitive impairment in an elderly population study. J Am Geriatr Soc 2012;60(10):1951-1956.
3. Mummolo S, Ortu E, Necozione S, Monaco A, Marzo G. Relationship between mastication and cognitive function in elderly in L'Aquila. Int J Clin Exp Med 2014;7(4):1040-1046.
4. Murakami K, Sasaki S, Takahashi Y, Uenishi K, Yamasaki M, Hayabuchi H, Goda T, Oka J, Baba K, Ohki K, Kohri T, Muramatsu K, Furuki M. Hardness (difficulty of chewing) of the habitual diet in relation to body mass index and waist circumference in free-living Japanese women aged 18-22 y. Am J Clin Nutr 2007;86(1):206-213.
5. 藤島一郎．カラーヘッドライン 目でみる摂食・嚥下障害と訓練の実際 (1) 摂食・嚥下のメカニズム．臨床栄養 2004;104(3):241-245.
6. Hutchings JB, Lillford PJ. The perception of food texture –The philosophy of the breakdown path. J Text Study 1988;19(2):103-115.
7. 佐藤裕二, 石田栄作, 皆木省吾, 赤川安正, 津留宏道．総義歯装着者の食品摂取状況．補綴誌 1988;32(4):774-779.
8. de Oliveira TR, Frigerio ML. Association between nutrition and the prosthetic condition in edentulous elderly. Gerodontology 2004;21(4):205-208.
9. Sahyoun NR, Zhang XL, Serdula MK. Barriers to the consumption of fruits and vegetables among older adults. J Nutr Elder 2005;24(4):5-21.
10. Marcenes W, Steele JG, Sheiham A, Walls AW. The relationship between dental status, food selection, nutrient intake, nutritional status, and body mass index in older people. Cad Saude Publica 2003;19(3):809-816.
11. Kwok T, Yu CN, Hui HW, Kwan M, Chan V. Association between functional dental state and dietary intake of Chinese vegetarian old age home residents. Gerodontology 2004;21(3):161-166.
12. Utsugi C, Miyazono S, Osada K, Sasajima H, Noguchi T, Matsuda M, Kashiwayanagi M. Hard-diet feeding recovers neurogenesis in the subventricular zone and olfactory functions of mice impaired by soft-diet feeding. PLoS One 2014;9(5):e97309.
13. Sakagami J, Ono T, Hasegawa Y, Hori K, Zhang M, Maeda Y. Transfer function analysis of cerebral autoregulation dynamics during jaw movements. J Dent Res 2011;90(1):71-76.
14. Aoki H, Kimoto K, Hori N, Toyoda M. Cell proliferation in the dentate gyrus of rat hippocampus is inhibited by soft diet feeding. Gerontology 2005;51(6):369-374.

PART 1-2
咀嚼のメカニズムはどうなっているの？

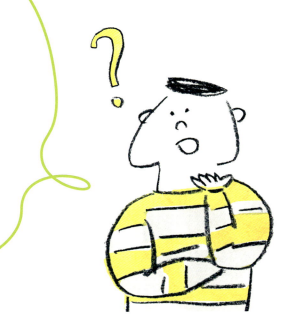

「食べる」から「飲み込む」までは、5ステップ。

　摂食嚥下のプロセスは「5期モデル」として提唱され、認知期（先行期）、準備期、口腔期、咽頭期、食道期に分けられています（**図1**）。この5期モデルのうち、口腔で行われる準備期と口腔期が広い意味での咀嚼ととらえることができます。

　咀嚼によって口腔内の食物が粉砕され、唾液などの水分と混和されて食塊が形成され、咽頭まで輸送されます。この一連の作業では、食物の粉砕を効率よく行うこと、下顎が舌や頬粘膜と協調した運動を行い、混和や移送が適切にできることが必要です。

咀嚼時にはたらく器官①
下顎とその周囲の組織

◉ 下顎側方運動

　ヒトは咀嚼時、左右どちらか一方への側方運動をともなう下顎運動を行います。これは歯の咬み合わせ部分の形態をうまく使って食べものをすりつぶし、効率よく噛むためで、モルモットなども同じように下顎を側方に動かします（**図2**）[1]。一方ネコでは尖った歯で噛み切るような運動をし、下顎は側方運動を行いません。

◉ 咀嚼時の顎関節の動き

　顎関節は、
- 下顎頭が前後運動と回転運動を同時に行う
- 下顎窩と下顎頭の間に関節円板が介在する
- 下顎骨の両側に関節がそれぞれ付いている

という特徴をもちます。

　咀嚼の認知期から準備期にかけて、食べものを口内に取り込もうと口を大きく開ける際には、顎関節で下顎頭全体が下前方に滑走します。これによって、下顎頭に起こる回転運動だけでは開かないところまで開口できます。この動きはクッションの役割を果たす関節円板を介しており、下顎頭が下前方に滑走している間、あるいは閉口時に後上方へ戻る間、下顎頭の前後への回転運動がスムーズに行われます（**図3**）。また下顎頭が左右一方だけ移動すると、水平的

PART 1-2 咀嚼のメカニズムはどうなっているの？

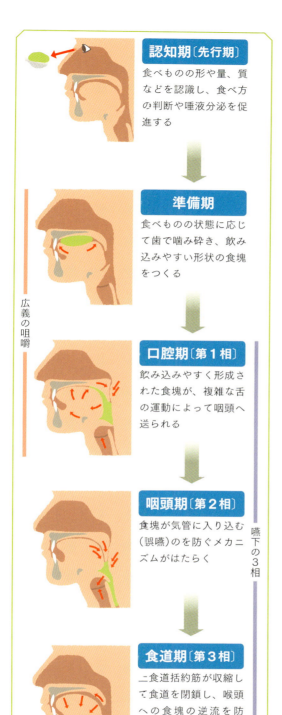

図1 摂食嚥下の5期モデル

準備期を狭義の咀嚼、準備期と口腔期を広義の咀嚼、また口腔期・咽頭期・食道期を「嚥下の3相」として分類しています。

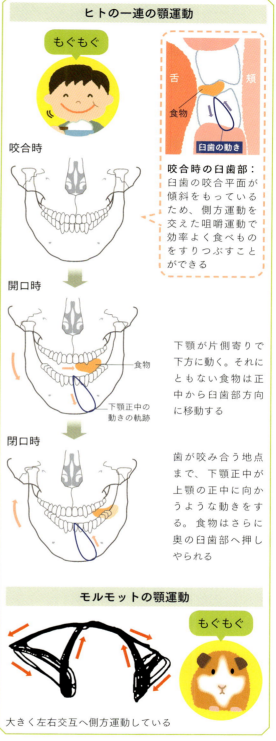

図2 咀嚼中の側方運動をともなう下顎運動

いずれも前頭面から見たときの下顎正中の軌跡。ヒトとモルモット、どちらも側方運動をともなって動きます。

[参考文献1より引用改変]

17

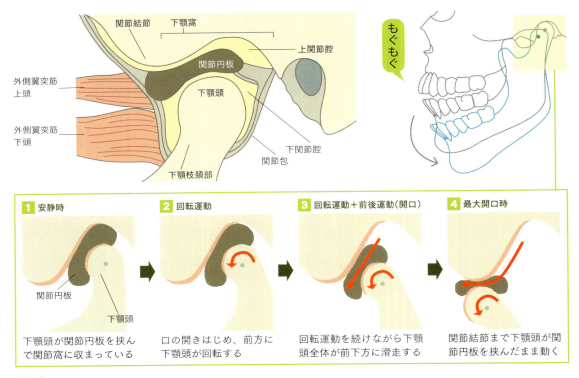

図3 顎関節の構造と咀嚼時の動き

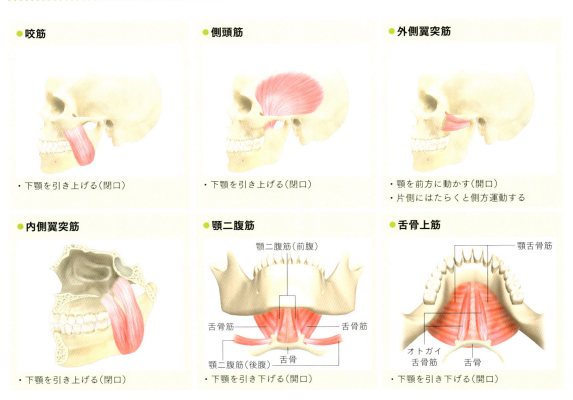

図4 下顎を動かす咀嚼筋

PART 1-2 咀嚼のメカニズムはどうなっているの？

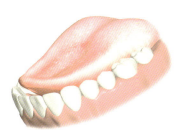

準備相〔開口時〕

舌上に食物が乗るような形態

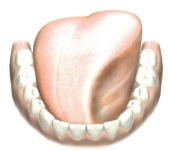

ねじれ相〔閉口時〕

食物を歯の上に運ぶ運動

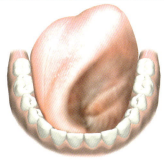

保持相〔咬合時〕

食物が歯の上からこぼれないようにする形態

図5 咀嚼中の内舌筋による舌運動、舌とその周囲の組織

それ自体が筋肉の固まり（内舌筋＝上縦舌筋・下縦舌筋・垂直舌筋・横舌筋）である舌には、ほかにもさまざまな周囲からの筋（外舌筋＝舌骨舌筋・オトガイ舌筋・茎突舌筋）がかかわります。茎突舌筋は舌を後退させ、オトガイ舌筋は舌を前突させ、咀嚼を助けます。

［参考文献2より引用改変］

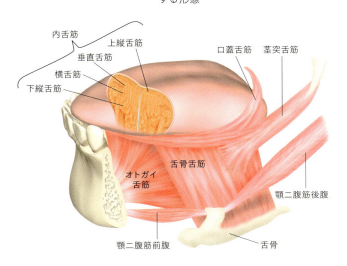

な回転を起こして下顎が側方運動します。
　またこのような咀嚼運動では、周囲の咀嚼筋が下顎の運動を起こします（**図4**）。下顎と顎関節、それらの周囲にある筋肉の複雑な協働が、一見単純に見える咀嚼運動を実現しているのです。

咀嚼時にはたらく器官②
舌とその周囲の組織

　舌には、骨から伸びて舌全体を移動・運動させる筋（外舌筋）と、舌の中を走行して舌の形を変える筋（内舌筋）があります（**図5**）。咀嚼中、舌は口腔内の食物を集めたり、歯の上に乗せたりを巧みに行う、非常に重要な役割を担っています。そのため舌は咀嚼中の下顎の開閉口に合わせて形を変えながら[2]、開口時には前方に、閉口時には後方に移動し、食べものを口の中に保持しつづけます[3]。

咀嚼時にはたらく器官③
脳の咀嚼運動制御

　咀嚼運動を行うためには、左右の咀嚼筋、舌筋、表情筋がタイミングよく活動する必要があります。これらの筋に動く命令（収縮命令）を送る運動ニューロン（神経細胞）

図6 脳幹に存在する運動核

咀嚼運動を行うときは、大脳皮質からの入力を受けて三叉神経運動核、顔面神経核、舌下神経核に存在する運動ニューロンが連携して活動し、筋に活動量や活動タイミングなどの命令を送ります。

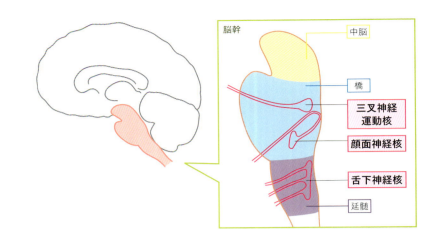

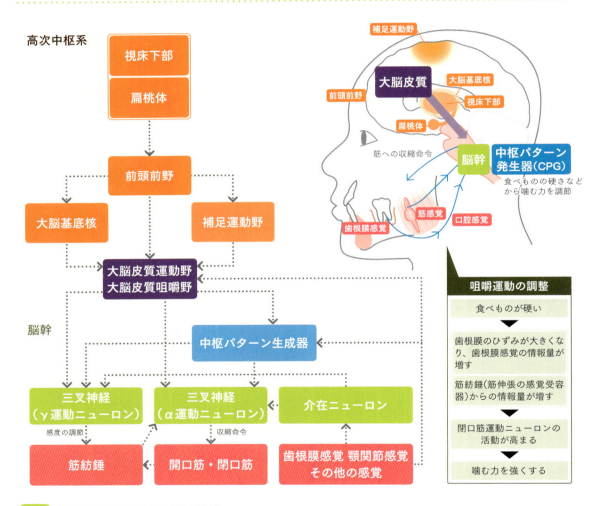

図7 咀嚼運動を制御する神経機構

矢印は情報伝達の流れを示します。「リズミカルな運動」「左右の筋および下顎・舌・口唇などの協調運動」はこうした脳・中枢と運動器官のつながりによって起こり、食べものを食べた感覚から噛む強さを意図的に調整したり、高次中枢から多様な影響を受けます。また、逆に口で感じた食べものの感覚が脳幹へ入力され、また脳幹から筋活動を自動的に調節する命令が出されます。

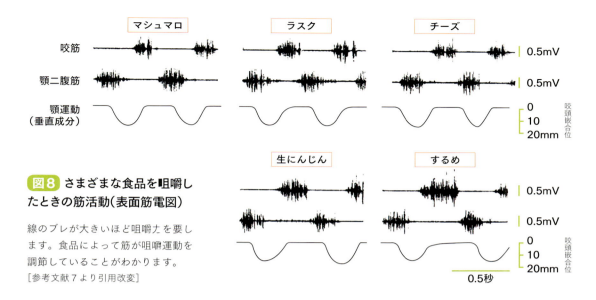

図8 さまざまな食品を咀嚼したときの筋活動（表面筋電図）

線のブレが大きいほど咀嚼力を要します。食品によって筋が咀嚼運動を調節していることがわかります。
［参考文献7より引用改変］

は、脳のうち脳幹に含まれる橋と延髄の運動核に存在しています（図6）。それぞれの運動核は空間的に離れた場所に存在していますが、咀嚼運動を行うときはこれらの運動ニューロンが連携して活動し、各筋に活動量や活動するタイミングなどの命令を送ります。

こうした神経機構（図7）の制御によって、咀嚼運動は以下の4点のような特徴をもちます。

① リズミカルな運動である

咀嚼中の下顎は、意識せずとも一定のリズムで開口と閉口を繰り返します。リズミカルな顎運動を制御しているのは、脳幹部の中枢パターン発生器（central pattern generator：CPG）だと考えられます[4,5]。

大脳皮質からの入力が網様体（延髄の背側にある呼吸や血圧などの中枢で、意識の維持に関与する）に伝わり、CPGを通じて開閉口筋の運動ニューロンをリズミカルに活動させます。このリズム形成が適切に行われることが、咀嚼運動には必須です。

② 協調運動である（左右の筋、顎と舌）

側方運動や舌のねじれなどをともなう機能的かつ左右非対称の運動である咀嚼を行うには、さまざまな筋が協調し、リズミカルに活動しなければなりません。このために活躍するのが、運動ニューロンに指令を送る前運動ニューロンです。解剖学的な研究から、左右の咬筋を同時に支配する前運動ニューロンの存在が認められています[6]。

さらに顎舌の協調運動では、閉口時に舌を後退させ、開口時は舌を前突させます[3]。この制御機構として、閉口筋（咬筋）と舌後退筋（茎突舌筋）の両方に指令を出す前運動ニューロンの存在が確認され[6]、CPGが形成するリズミカルな収縮命令が、前運動ニューロンを介して同じタイミングで収縮する筋の活動を引き起こし、顎舌の協調運動を行うことが示唆されました。

③ 食べた感覚から咀嚼運動を調整する

咀嚼中は、食べものの物性に合わせて咀嚼力や下顎運動が無意識下に調節されます（図8）[7]。つまり、咀嚼中の歯根膜感覚や閉口筋などの筋感覚を利用して、食べもの

の物性から得られる感覚が中枢へ入力され、筋活動を変化(噛む力などのコントロール)させているのです(図7参照)[8]。

また、咀嚼中に痛みを感じると咀嚼がストップするシステムもあります。これを開口反射といい、口腔顔面に痛み刺激が加わると、閉口筋活動の抑制が反射的に起こります。頬や舌を噛んでしまう自傷や、食べものに混じった異物を噛むなどの危険は閉口時に発生しやすいため、この反射は閉口相で起こることが多くなります。

④ 高次中枢から起こる随意的な咀嚼もある

ここまで述べた咀嚼運動制御は主に脳幹で行われ、無意識下で下顎や舌の運動を調節しています。これに、体のさまざまな機能を意識的にコントロールする役割を果たす高次中枢(大脳皮質)からの制御も加わり、意図した行動として咀嚼を発現させます。これには、心理的側面や食欲の有無などが影響します。

大脳皮質から脳幹への出力領域として大脳皮質運動野と大脳皮質咀嚼野があり[9]、大脳皮質の運動関連領野や大脳基底核を含むネットワークで制御されています。大脳皮質運動野は顎顔面の筋を収縮させ、大脳皮質咀嚼野は CPG を活性化させます。またこれには、食欲に関係する視床下部や食べものの好き嫌いに関係する扁桃体[10]のはたらきが影響すると考えられます(図7参照)。

いまだ科学的な証明には至っていないものの、食欲がないときに咀嚼のリズムが緩慢になったり、好きなものはガツガツと早く咀嚼してしまったりというようなことは、高次中枢の影響であると考えられます。食べものの好き嫌いは内臓のはたらきにもかかわりますので、摂食前の食べものの認知が影響することがわかります。

一生のなかで、咀嚼機能はどう発達し、どう衰えていくの?

◉ 小児期

小児期の顎口腔機能は、身体の成長発育に合わせて発達します(図9)[11,12]。離乳とともに咀嚼機能は発達しはじめ、4歳ごろまでにある程度完成するとされています。もちろん、これには歯や頭蓋骨・下顎骨の成長や形態的変化が大きく影響します。

乳幼児期には口から食べることを覚え、歯を使った咀嚼機能を獲得します。また顎運動では側方運動をもつようになります。学童期は乳歯から永久歯に生えかわり、大臼歯も増えて咀嚼する力や咀嚼効率が増します。思春期は永久歯列が完成し、咀嚼能力も成人と同様になります。

小児期は、身体や咀嚼機能の成長発達にともない、「何を食べるか」が大きなポイントであり、さらに「食を楽しむ」という心理面も学習・獲得していくことになります。

◉ 成人〜高齢期

成人期には咀嚼機能は成熟しており、それをいかに維持するかが問題になります。そのため、口腔の健康維持(歯数、咬み合わせなど)への留意が必要となります。

高齢期を迎えると、咀嚼機能をはじめとする口腔機能の低下が認められます。しかし、全身的に健康な人びとの咀嚼能率を調べた大規模な疫学的研究では、高齢者の咀嚼能率に影響を及ぼす因子は、残存歯数、咬合状態、歯周組織の状態であって、年齢は影響しないことが示されています[13]。逆に、口腔の健康を維持し、歯周組織にも問題がなく、上下の歯が適切に咬合していれば、咀嚼能率は低下しないといえるかもしれません。

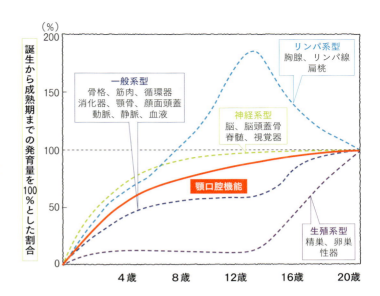

図9 成人までの各器官の成長曲線と小児の口腔機能の獲得

スキャモンの発育曲線と顎口腔機能の発育曲線を合わせたもの。顎口腔機能は4歳ごろまでにある程度完成し、その後、永久歯列が完成するまで発達を続けます。
[参考文献11、12より引用改変]

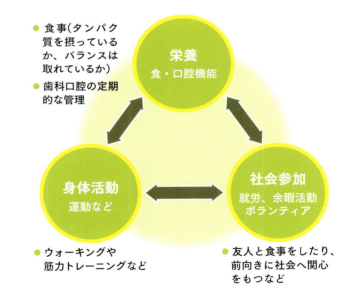

図10 健康長寿のための3つの柱

この3つの柱がそれぞれ衰えてきた状態が、「フレイル（虚弱）」とされています。そのなかで、口腔機能に限ったものを「オーラルフレイル」と呼びます。
[参考文献14より引用改変]

社会、心理、全身……
歯科が複合的に「咀嚼」の衰えを診よう。

　一方で社会性、心理面、全身的な体力など、高齢者が抱える問題はさまざまです。高齢者に関する大規模な疫学研究から「オーラルフレイル」と呼ばれる症候が提唱され、警鐘が鳴らされています。フレイルは「虚弱」を意味し、少し衰えた状態を表します[14,15]。この少し衰えた状態は、たとえ歯があっても高齢者の生活や生命に大きく影を落とすことがあります（図10、11）。

　このことから、高齢期には咀嚼機能を高めるとともに食べる意欲を高めることが重要です。何でも食べることができて、食を楽しむことができるなら、社会性の低下をも予防することができるかもしれません。身体的フレイルに進む前に、食生活の習慣や環境を整えることが大切であり、そこに歯科が寄与できることは数多くあります。

多くの咀嚼回数を要する食事が脳に与える影響とは?

⦿ たくさん噛めるメニューの提供で、咀嚼の意識を高められるか?

咀嚼筋活動と噛みごたえの感覚には相関があり、筋活動が高くなる食べものほど、噛みごたえを感じていることになります。噛みごたえを感じることは、歯根膜感覚や閉口筋筋感覚による感覚入力がより多く脳幹や高次中枢に伝えられ、咀嚼力の調節へとフィードバックされます。この繰り返しは、無意識のうちにも閉口筋活動を高め、咀嚼訓練にもなり得ます。

「では食品をくふうすることで、食べた人がよく噛む、あるいはよく噛むことを意識できるだろうか?」と考えて行われた研究があります(26ページ参照)[16]。学生食堂で普段食べられる食事よりも、自然とよく噛むように食材や調理法にくふうを加えた料理を利用者に食べてもらい、アンケート調査とその検討をしたものです。その結果、食品を硬いと感じることは、噛むことや食材への意識を高めることにつながることが示唆されました。一般の歯科医院でも、よく噛める食事づくりに関する取り組みを行ってみると、患者さんに咀嚼への興味をもってもらえるのではないでしょうか。

QOL(口腔・全身)、生活機能の低下／疾患・薬剤の増加 →

第1段階 社会性・心のフレイル期	第2段階 栄養面のフレイル期	第3段階 身体面のフレイル期	第4段階 重度フレイル期
【口腔機能】歯の喪失／歯周病・う蝕／口腔リテラシー*の低下　【心身機能】精神(意欲低下)／心理(うつ)／活動量低下／生活の広がり	オーラルフレイル：滑舌低下／食べこぼし・わずかなムセ／噛めない食品の増加 → 食欲低下／食品多様性の低下	咬合力低下／舌運動の力が低下／食べる量の減少 → サルコペニア／ロコモティブシンドローム／低栄養／代謝量の低下	摂食嚥下障害／咀嚼機能不全 → 全体のフレイル／要介護／運動障害／栄養障害

（各段階間に「回復する機能もあります」の注記）

*口腔リテラシー：口腔への関心度、口腔保健行動、口腔関連情報の活用能力など

図11 オーラルフレイルの概念図

健康長寿のための3つの柱それぞれが衰えてきた状態を個々の「フレイル」とし、段階的に進行すると考えられています。また、各段階における身体的な状態が示されています。「オーラルフレイル」は滑舌低下、食べこぼし・わずかなムセ、噛めない食品の増加といった症候のことで、栄養面のフレイル期に見られはじめ、食欲低下や食品多様性(食品選択の幅)の低下とともに起こってきます。口腔機能のわずかな低下でも、食べる意欲がなくなることでその後の低栄養に進む可能性が高くなります。

[参考文献14、15より引用改変]

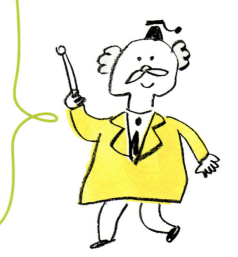

　口が健康であり、咀嚼に支障をきたさないことが、特に成人〜高齢者の生活には大切です。よく噛むことを意識してもらうよう伝えるだけでも、患者さんが歯や口の機能の大切さを実感することにつながるかもしれません。

　一方で、歯科医療の重要な役割は、健康な口の機能を維持することにあると思います。う蝕や歯周病による歯の喪失を予防し、患者さんのデンタルIQの向上を図ることもその一助となるでしょう。ひとりひとりに合った細やかで的確な歯科医療を一般の歯科医院で提供することが、口腔の健康維持のためにも、歯科の大切さを知ってもらうためにも大切であると考えます。

Part1-2 参考文献

1. 山田好秋．よくわかる摂食・嚥下のメカニズム第2版，東京：医歯薬出版，2013;66.
2. Abd-El-Malek S. The part played by the tongue in mastication and deglutition. J Anat 1955;89(2):250-254.
3. Liu ZJ, Wang HY, Masuda Y, Morimoto T. Coordination of jaw, tongue and hyoid muscles during drinking and mastication in the awake rabbit. In: Morimoto T, Matsuya T, Takada K(eds). Brain and oral functions-Oral motor function and dysfunction. Amsterdam: Elsevier Science B.V. 1995;597-600.
4. Nakamura Y, Katakura N. Generation of masticatory rhythm in the brainstem. Neurosci Res 1995;23(1):1-19.
5. Morquette P, Lavoie R, Fhima MD, Lamoureux X, Verdier D, Kolta A. Generation of the masticatory central pattern and its modulation by sensory feedback. Prog Neurobiol 2012;96(3):340-355.
6. Stanek E 4th, Cheng S, Takatoh J, Han BX, Wang F. Monosynaptic premotor circuit tracing reveals neural substrates for oro-motor coordination. Elife 2014;3:e02511.
7. Nakamura T, Inoue T, Ishigaki S, Morimoto T, Maruyama T. Differences in mandibular movements and muscle activities between natural and guided chewing cycles. Int J Prosthodont 1989;2(3):249-253.
8. Morimoto T, Inoue T, Masuda Y, Nagashima T. Sensory components facilitating jaw-closing muscle activities in the rabbit. Exp Brain Res 1989;76(2):424-440.
9. Isogai F, Kato T, Fujimoto M, Toi S, Oka A, Adachi T, Maeda Y, Morimoto T, Yoshida A, Masuda Y. Cortical area inducing chewing-like rhythmical jaw movements and its connections with thalamic nuclei in guinea pigs. Neurosci Res 2012;74(3-4):239-247.
10. Yamamoto T, Shimura T, Sako N, Yasoshima Y, Sakai N. Neural substrates for conditioned taste aversion in the rat. Behav Brain Res 1994;65(2):123-137.
11. 齊藤一誠．小児期における顎口腔機能の発達過程を探索する．小児歯誌 2012;50(1):15-21.
12. 井上美津子．歯科からの食育支援．Dent Med Res 2009; 29(3):278-281.
13. Kosaka T, Ono T, Yoshimuta Y, Kida M, Kikui M, Nokubi T, Maeda Y, Kokubo Y, Watanabe M, Miyamoto Y. The effect of periodontal status and occlusal support on masticatory performance: the Suita study. J Clin Periodontol 2014;41(5):497-503.
14. 飯島勝矢．口腔機能低下予防の新たな概念：オーラル・フレイル．Geriat Med 2015;53:1177-1182.
15. 飯島勝矢．虚弱・サルコペニアモデルを踏まえた高齢者食生活支援の枠組みと包括的介護予防プログラムの考案および検証を目的とした調査研究：平成24年度 - 平成26年度総合研究報告書：厚生労働科学研究費補助金長寿科学総合研究事業．2015.
16. 増田裕次，竹内由里，安富和子，熊井敏文．食への意識と噛むことの関連性—噛むことを必要とするメニューを食した方へのアンケート—．日咀嚼会誌 2013;23(1): 24-29.

松本歯科大学では、研究者と病院・学生食堂の管理栄養士が協力して、普段食べている食事より自然とよく噛むように食材や調理法にくふうを加えた料理「カムカムメニュー®」を考案しました（商標登録済）。月に一度、学生食堂で提供もしています。

そこで学生食堂にて、カムカムメニュー®の食事を選択した男性28名、女性26名（10歳台4名、20歳台15名、30歳台9名、40歳台14名、50歳台9名、60歳台3名）にアンケートを実施しました。アンケート項目は4項目で（下図参照）、スコア化し検討しました。

各項目の結果を調べると、「A満足度」は、他のどの項目とも有意な相関を示しませんでした。「B噛むことを意識した」と「C硬く感じた」（相関係数0.590）、「C硬く感じた」と「D食材を意識した」（相関係数0.589）とは、中等度の相関が認められました。

これらの結果から、食品を硬いと感じることは、噛むことや食材への意識を高めることにつながることが示唆されました。

A カムカムメニュー® に満足しましたか
B カムカムメニュー® を食べながら噛むことを意識しましたか
C カムカムメニュー® は普段の食事と比べて硬く感じましたか
D カムカムメニュー® の食材や食材の味を意識しましたか

カムカムメニュー®に関するアンケート項目。

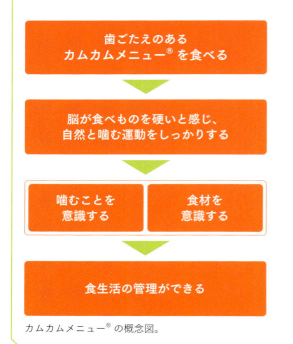

カムカムメニュー®の概念図。

意識して食品摂取量（摂取エネルギー量）を減少させることは肥満予防にもなると考えられます。さらに、肥満（ウエストサイズ）に好影響を与える食形態として、食物繊維の摂取が多く、脂質の摂取を抑えたものが勧められています。つまり、各個人がこのようなことを意識して、食生活を管理することが肥満予防にもつながると考えられます。

また同様に、高血圧や糖尿病などの疾患予防としても、食生活を管理する必要があります。そのためには日常的に意識して食事をする必要がありますが、容易ではないことも否めません。よく噛むよう食事をくふうすることは噛むことや食材を意識することと自身の健康管理にもつながるため、有効であると考えられます。

図13 たくさん噛める献立、「カムカムメニュー®」の提案

ある日のカムカムメニュー® 定食

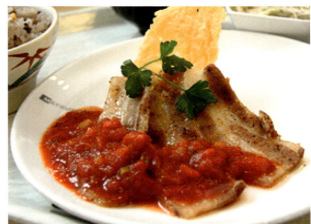

- **カリカリ豚のトマトソース（チーズガレット添え）**
  厚めにスライスされた豚肉をカリカリになるまでじっくり焼き、特製トマトソースをかけました。歯ごたえのあるチーズガレットが添えられ、豪華さを演出。それぞれの素材の相性も抜群です。

- **ごぼうサラダ**
  シャキシャキとした歯ごたえを楽しめます。

- **タケノコとこんにゃくの煮物**
  咀嚼を楽しめるよう、歯ごたえを残して調理しています。

- **ごはん（古代米）**
  飲み込むのにある程度咀嚼数が必要なお米です。

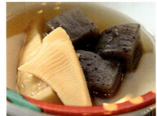
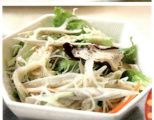

他にもこんなメニューがあります！

- **牛肉の八幡巻**
  牛肉に巻かれたゴボウの歯ごたえを楽しんで！

- **レンコン入りハンバーグ**
  ひき肉の中に大ぶりレンコンが入っており、咀嚼を喚起します！

- **ゴボウとひき肉のかき揚げ**
  ゴボウの繊維がランダムに感じられておもしろい噛みごたえ！

- **若鶏とカシューナッツのオイスター炒め**
- **たくわんチャーハン**
  カシューナッツのカリカリ、たくわんのポリポリを感じて噛むのが楽しい！

- **カジキの天ぷら野菜あんかけ**
  揚げることで身の引き締まったカジキを噛みしめましょう。

- **発芽玄米プレート**
  自然と咀嚼数が多くなります。

カムカムメニュー®の例。

PART 1-3
咀嚼機能が衰えると、どんなことが起こるの？

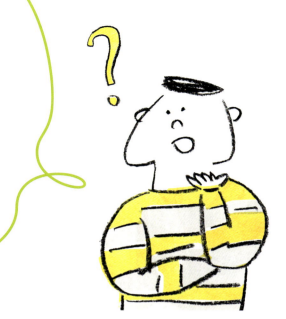

年を重ねると、生理機能が低下するのはあたりまえ。

　高齢になると、生理機能が低下してくるのが普通です。噛むための筋力は落ち、歯の数は減り、歯を支える歯周組織は弱くなり、一般に噛む能力は衰えます。こうした衰えへの歯科医院での対応として、歯が欠損している場合はなんらかの補綴装置で補い、咀嚼機能を維持しているというのが実状です。

　そこで本稿では、「咀嚼機能を維持できないとどうなるか」を中心に考えていきます。

咀嚼機能が衰えると起こる、あんなことやこんなこと。

　咀嚼機能が衰えると、さまざまなことが起こります（**右ページ**）。

　また歯の欠損は、循環器系疾患や認知機能低下と関係があります。その歯の喪失と健康状態の低下を結ぶ経路として、咀嚼機能低下による栄養摂取の変化が考えられます。歯を失うと野菜類の摂取量が減少し、抗酸化ビタミンや食物繊維、また動物性タンパク質の摂取も減少します。

　そしてさまざまな研究により、この咀嚼機能低下から栄養摂取の変化、動脈硬化、運動・認知機能低下に至る過程が解明されつつあります。

衰えた咀嚼機能、復活させるにはどんなことが考えられる？

　こうした患者さんに起こる噛む能力の衰えに、読者の皆さんは口の健康を支えるプロとして、科学的根拠に基づき何ができるかを考えることでしょう。口の体操を指導する？　硬い食べものを噛んでもらう？　家庭や歯科医院での会話を増やしてもらう？　検査を受けてもらう？　そもそも歯科ができることはあるか？　などなど。

　果たして実際のエビデンスはどうなっているのでしょうか。

咀嚼機能が衰えると、こんなことも起こりえます

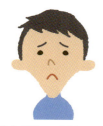
● 栄養を適切に摂れなくなり痩せる

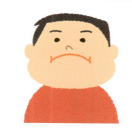
● 栄養を適切に摂れなくなり太る

● 動脈硬化、メタボリックシンドロームになりやすい

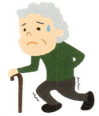
● 全身的な運動機能低下が起こりやすい

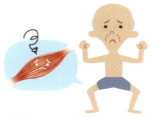
● サルコペニア（加齢性筋肉減少症）になりやすい

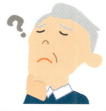
● 学習能力や空間認知能力が低下する

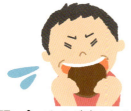
● 硬い食べものが噛めなくなる

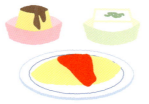
● 軟らかい食べものに偏りやすくなる

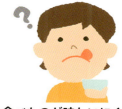
● 食べものが味わいにくくなる

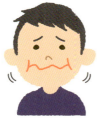
● 食品のこなれ（粉砕度）が悪くなる

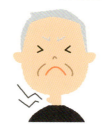
● 飲み込みやすい食塊がつくりにくくなる

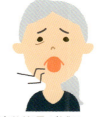
● 唾液分泌量が減る

● 栄養面では、硬いものや噛み切りにくいものを避けるため野菜類や肉類、魚介類の摂取が減り、穀類の摂取が増えます。その結果、動物性タンパクや抗酸化ビタミン、n3系不飽和脂肪酸（EPA、DHAなど）、食物繊維などの栄養摂取が減り、炭水化物の摂取が増えます。こうしたことから、栄養不足（低栄養）で痩せますし、逆に肥満や動脈硬化、メタボリックシンドロームになりやすくなります。また低栄養や肥満による体の動かしにくさから、全身的な運動機能低下やサルコペニア（加齢性筋肉減少症）になりやすくなってしまいます。

● 他にも咀嚼（運動・味や食感の感知）による脳への刺激が減り、脳血流量が低下します。このことが原因で記憶に関係する脳細胞が減り、学習能力や空間認知能力が低下します。

総義歯を新調すると、患者さんの「噛む」はこんなに変わる！

図1 咀嚼能率の変化

総義歯を再製作し、新旧総義歯の咀嚼能率を咀嚼後の粉砕グミゼリー片の表面積増加量(咬断片表面積増加量)で比較したところ、旧義歯に比べて新義歯の方が咀嚼能率が増加していました。
(平均年齢77.5歳の22人を対象に調査。Wilcoxon検定：$p<0.01$)

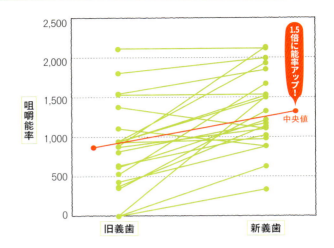

図2 咀嚼満足度の変化

VAS(visual analog scale)で、咀嚼満足感を患者さんに回答してもらい定量化してみたところ、総義歯をつくり直すと使用者の咀嚼満足度が向上することがわかりました。
(平均年齢74.9歳の31人を対象に調査。Wilcoxon検定：$p<0.05$)
［参考文献1より引用改変］

VASとは……
「0～100のうち、満足度に点数をつけるとしたらどこですか？」

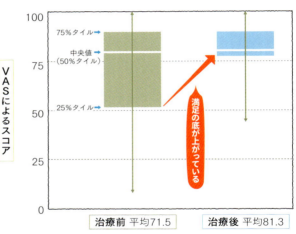

パーセンタイル(％タイル)：集計した値すべてを順番に並べ、全体を100として小さい方から数えて何番目になるのかを示す数値。25％タイルは下から25番目、75％タイルは下から75番目、50％は50番目(中央値)の値を示す。

図3 摂取可能食品数の変化

総義歯をつくり直すと、使用者の摂取可能食品数が増加していました。
(平均年齢74.9歳の31人を対象に調査。Wilcoxon検定：$p<0.05$)
［参考文献1より引用改変］

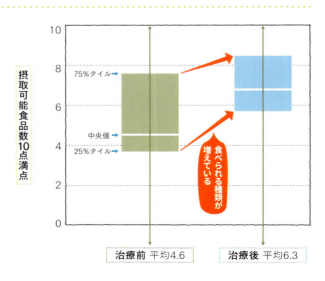

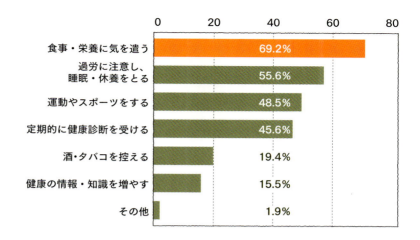

図4 日本人が健康のために気をつけていること

設問「具体的に健康に気をつけていること」への回答です。他を大きく引き離して、「食事と栄養」という咀嚼能力が深くかかわる事項がトップとなっています。
[参考文献2より引用改変]

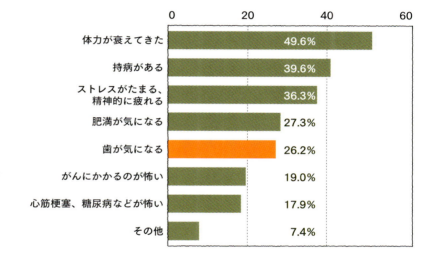

図5 日本人がもっている、健康に対する不安

死因のトップクラスに入る「がん」「心筋梗塞」をしのぎ、歯に関する不安が多くなっています。
[参考文献2より引用改変]

義歯を新調するだけで、こんなに生き生き噛めるようになる。

　筆者らの研究データでは、総義歯の患者さんに義歯を新しく製作すると、咀嚼能率は約1.5倍になり（**図1**）、主観的な咀嚼の満足度が向上し（**図2**）、摂取可能食品数も増加することがわかっています（**図3**）[1]。

　しかし、咀嚼機能アップが実現することによってどんな効果が現れるか、たとえば運動機能や認知機能が向上するかというと、現在のところはなかなかエビデンスがありません。

みんな、年を取ってからの食事を大事に思っています。

　2014年に厚生労働省が発表した、「健康意識に関する調査」[2]における「具体的に健康に気をつけていること」という設問への回答では、「過労に注意し、睡眠や休養をとる」「運動やスポーツをする」「定期的に健康診断を受ける」などが上位にきていますが、他を大きく引き離して、70％もの人が「食事・栄養に気を遣う」ことを挙げています（**図4**）。

　一方、「健康に対する不安」について聞くと（**図5**）、全般的な健康状態に関する「体

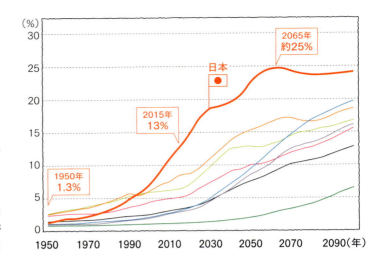

図6 日本・世界の75歳以上の人口増加と今後の予測

他の国や大陸、全世界と比べてみても、日本の高齢化と、今後予測されるさらなる高齢化のスピードが非常に早いことがわかります。　[参考文献4より引用改変]

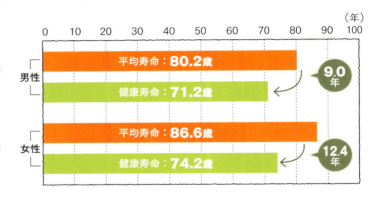

図7 日本人の平均寿命と健康寿命

自立した日常生活に制限がある期間は、男性の場合9年、女性は12.4年にのぼります。この期間の短縮化、つまり健康寿命の延伸が求められています。
[参考文献5、6より作成]

力が衰えてきた」「持病がある」「ストレスがたまる、精神的に疲れる」が上位に来ています。

具体的な単独の疾患としては、「日本人の死因」[3]を反映してか、がん（死因の1位）や心筋梗塞（同2位）、糖尿病を不安に思っている方が多くなっています。しかし「歯が気になる」（26.2％）は、これら死因トップクラスのがんや心筋梗塞に対する不安より上位にランクインしています。歯の健康については、肥満（27.3％）とともに、不安に思う方が非常に多いことがわかります。

このように、食事や栄養については誰もがその重要性を認識していますが、その食生活を支えているのは咀嚼機能で、咀嚼機能を支えているのは歯や義歯、口腔の運動機能や唾液分泌であることの認識が十分ではありません。一方、歯のことを心配している方はたくさんおられます。こうした「健康に対する歯と咀嚼の重要性」を、歯科医師や医院のスタッフが科学的根拠をもってきちんと患者さんに説明しているか、そこが大切だと考えています。

超高齢社会における健康寿命とは。

日本の人口が非常な勢いで高齢化しているのは、みなさんご存知のとおりです。特に75歳以上の後期高齢者（Column参照）人口の伸びは著しく、団塊の世代がすべて後期高齢者になるいわゆる「2025年問題」が

PART 1-3 咀嚼機能が衰えると、どんなことが起こるの?

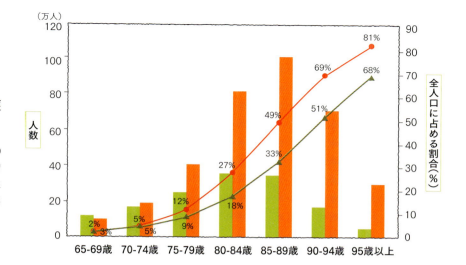

図8 年齢別要介護者の人数と割合

要介護状態の割合は80歳を超えると急激に増加し、85歳以降は女性の約1/2、男性の約1/3が要介護状態となります。

［参考文献6より引用改変］

Column:「高齢者」の再定義について

　高齢者の心身の健康に関するさまざまのデータを検討した結果、現在の高齢者は、10～20年前と比べて加齢にともなう身体的機能変化の出現が5～10年遅延しており、「若返り」現象がみられます。従来高齢者とされてきた65歳以上の人、特に65～74歳の前期高齢者においては心身の健康が保たれており、活発な社会活動が可能な人が大多数を占めます。

　また、各種の意識調査の結果によりますと、社会一般においても65歳以上を高齢者とすることに否定的な意見が強くなっており、内閣府の調査でも、70歳以上あるいは75歳以上を高齢者と考える意見が多い結果となっています。これらをふまえ、日本老年学会は65歳以上の人を以下のように区分することを提言しています。

> 65～74歳:「准高齢者」「准高齢期」(pre old)
> 75～89歳:「高齢者」　「高齢期」　(old)
> 90歳～　:「超高齢者」「超高齢期」(oldest-old、super-old)

〔参考文献〕日本老年学会・日本老年医学会．高齢者の定義と区分に関する、日本老年学会・日本老年医学会高齢者に関する定義検討ワーキンググループからの提言(概要)．https://www.jpn-geriat-soc.or.jp/proposal/pdf/definition_01.pdf(2017年2月21日アクセス)

話題ですが、実はそれ以降も後期高齢者の人口比率は増加し続けます(**図6**)[4]。

　今や日本人の平均寿命は男性が80.2歳、女性が86.6歳ですが(2016年)、健康寿命、つまり日常生活に制限のない期間(＝要介護度1以下の期間)は、男性71.2歳、女性74.2歳となっています(**図7**)[5,6]。したがって人生の最終ステージに、男性で9年、女性で約12年半の、自立がむずかしく、介護が必要な期間があることになります。も

はや寿命の延伸は主たる目標ではなく、健康寿命、つまり日常生活に制限のない期間を伸ばし、要介護期間を短縮することが国民的な課題となっています。

　年齢別の要介護者の割合(**図8**)[6]を見てみると、要介護者は70～74歳では5％にすぎませんが、それ以降急増し、80～84歳では男性18％、女性27％、80歳台後半では男性の約1/3、女性の約半数が要介護状態になります。

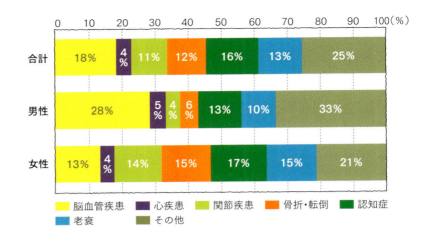

図9 要介護になった主な原因

高齢者ではこれらの疾患の予防や治療が、健康寿命の延伸につながります。

[参考文献6より引用改変]

　では、介護が必要となった主な原因は何でしょうか？　全体では脳血管疾患、運動機能障害、認知症が多くなっています。男性では脳血管疾患が28％ともっとも多く、女性では関節疾患、転倒・骨折などの運動機能障害が合わせて29％を占め、次いで認知症が17％となっています（**図9**）[6]。したがって、これらの疾患を予防あるいは発症を遅延させることができれば、健康寿命が伸びることになります。

　では、咀嚼機能はこうした多くの日本人の死因となる疾患の治療や予防、健康寿命の延伸にかかわるのでしょうか？　咀嚼機能と循環器系疾患、全身の運動機能、そして認知機能との関係をみていきましょう。

健康や長寿に、咀嚼機能はかかわるか？

　疾患の発症や死亡には、歯以外の多くの要因が関係しており、複数の要因が歯の状態と健康や死亡率の両方に影響を及ぼす交絡因子となっていることもあります（**図10**）。本稿では、喫煙のようなすでによく知られているリスクファクターのない者のみ分析した研究や、リスクファクターを交絡因子として考え、他のリスクファクターの影響を統計学的に調整した研究のみを参考にしています。

　歯数と健康や長寿との関係を調べた研究は多くあります。それに比べて、咀嚼機能と健康や長寿との関係を調べた研究は少ないのが現状です。

　理由は簡単で、歯数の評価の方がはるかに容易で、客観性が高いからです。咀嚼能力の評価には、アンケートなどによる主観的評価と検査による客観的評価があります。客観的評価には、直接的に咀嚼した試料を評価する咀嚼能率測定法などの方法と、間接的に咬合力・筋活動・顎運動などから判断する方法があります[7]。ただし筆者らは、咀嚼能力の主観的評価が、実際に測定した客観的評価と必ずしも一致しないことを報告しています[8]。

　このことから、残念ながら、客観的に評価した咀嚼能力と健康や長寿との関係を調べた報告は、これまでほとんどありません。

歯周病と歯数でみる、歯と循環器系疾患との関係。

　では、歯数を含めた歯と健康との関係はどうでしょうか。

　歯と長寿との関係で注目されてきたのは、心疾患や脳血管疾患などの動脈硬化性疾患です。両者を合わせると、日本人の死因の

PART 1-3 咀嚼機能が衰えると、どんなことが起こるの？

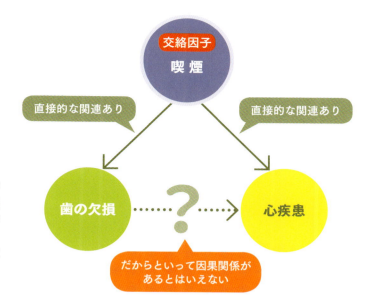

図10 交絡因子の例

喫煙は心疾患に直接的な強い関連がありますが、喫煙は歯の喪失の原因ともなるため、あたかも歯の喪失が心疾患に関連があるように見えてしまいます。しかし、実は必ずしも因果関係（原因と結果の関係）があるとは限らないため、注意が必要です。

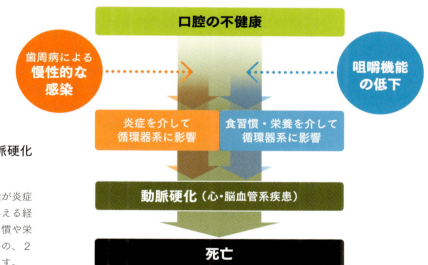

図11 口腔の健康と動脈硬化の関係

歯周疾患による慢性的な感染が炎症を介して循環器系に影響を与える経路と、咀嚼機能の低下が食習慣や栄養を介して影響を与える経路の、2つの経路があるとされています。

約1/4を占めます。考えられるさまざまな交絡因子を調整したうえでも、歯数は生命予後、特に循環器系疾患による死亡と関連が強いという研究がいくつもみられます。

しかし、これまでの研究で全身疾患との関係がよく議論されているのは、歯周病です。特に歯周病と動脈硬化との関係については、これまで多くの研究結果が報告されてきました[9]。米国内科学会が発行する、世界的に権威のある雑誌『Annals of International Medicine』は、2009年発行の診療ガイドラインに、冠状動脈性心疾患の9つのリスクファクター候補のひとつとして歯周病を取り上げています[10]。

さて、死亡率に対し歯周病と歯数はどちらがより重要なリスクファクターになるの

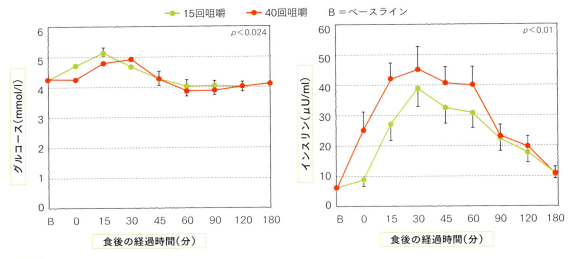

図12 食行動が血糖値に与える影響

18〜40歳の男性21人を対象に、嚥下までの咀嚼回数を15回、40回と分けて同量のピザを食べてもらい、それぞれグルコース(血糖)とインスリンを計測した結果です。多く噛んだ方は数値が大きく上回っており、よく噛むとより食欲が満たされることがわかります。

[参考文献21より引用改変]

でしょうか？ 同一人物で比較した場合、歯周病より歯数の方が死亡率に関係が強いという報告[11]、特に循環器系疾患による死亡率に強い関係があるという報告[12]があります。これらの研究結果をみると、歯周病よりむしろ歯の欠損の影響の方が、死亡率との関係が大きいようにみえます。

ただし、歯の欠損を歯周病の終末像と考えれば、歯周病と循環器系疾患による死亡との関係は強いといえます。最近では、歯と動脈硬化との関係には、歯周疾患による慢性的な感染が炎症を介して循環器系に影響を与える経路と、咀嚼機能の低下が食習慣や栄養を介して影響を与える経路の2つがあるとされています(前ページ**図11**)[13]。

動脈硬化の予防法としては、一般的に食事、運動、禁煙などが挙げられます。歯の喪失や歯周病による咀嚼機能の低下は、若く健康であったころから食品の選択を制限し[14]、栄養のバランスに影響を与え、自覚症状のないまま何年にもわたり静かに体を蝕んでいくことから、問題は大きいと考えられます。

客観的評価で、咀嚼能力と循環器系疾患との関係も見えてきた。

これまで、咀嚼能力の自己評価が低い高齢者は死亡率が高く[15]、特に循環器系疾患の死亡率が高いことが長期縦断研究で示されています[16,17]。

残存歯数19本以下で、かつ咀嚼能力が低いと自己評価した高齢者は、残存歯数が20本以上の者に比べて循環器系疾患による死亡率が1.8倍であったとの報告もあります[18]。しかしこの研究では、残存歯数20本以上の者と残存歯数19本以下でも咀嚼能力の高い者の死亡率に、有意な差はみられませんでした。これは、歯数より咀嚼能力の方がより重要であることを示唆しています。

またある研究では、残存歯数が20歯以下の約1,800人を約10年間追跡調査した結

果、9歯以上の欠損に対して義歯を装着せずに放置していた者は、循環器系疾患に関するあらゆるリスクファクターを調整したうえでも全死亡率は1.4倍、循環器系疾患による死亡率は1.9倍になったとの報告もあります[19]。なおこの論文では、歯数や歯周病の状態は死亡率と有意な関連がみられなかったとしています。ただ残念なのは、これらの研究における咀嚼能力の評価法がいずれも被験者の自己評価であることです。

一方でKikui、Onoらは、1,800人の地域住民に横断的調査を行い、客観的評価によって咀嚼能率が低いとされた者は、メタボリックシンドロームの者が多い傾向にあることを示しました[20]。これは、客観的に測定した咀嚼能率と循環器系疾患の関係を示した、数少ない研究です。

咀嚼機能とは少し観点は異なりますが、食行動がその後の食欲や血糖値に与える影響を調べた論文もあります。同量のピザを食べたときの、嚥下までの咀嚼回数を15回から40回に増やすと、若年成人(18〜40歳の男性)[21]と高齢者(65歳以上の男性)[22]のいずれにおいても食後の空腹感、食物への関心、食欲のすべてが低下し、食後15分ほどグルコース濃度が低下し、1時間はインスリン濃度が上昇すると報告されています(**図12**)。これは、よく咀嚼することが、循環器系疾患のリスクファクターである肥満の抑制に有効であることを示唆しています。これらの研究により、循環器系疾患に対する咀嚼能力の役割も見えてきました。

歯が足りないと、咀嚼できない。すると、適切に栄養が摂れない。

咀嚼能力と循環器系疾患とを結びつけるものとして、栄養摂取が考えられます。歯が少ないと野菜の摂取が減るという研究結果は、比較的古くからあります。たとえば、下記のような報告がなされています。

- 食物繊維、カロテン、ビタミンCなどの摂取が少なく、飽和脂肪酸やコレステロールの摂取が多い[23]
- 歯が欠損した者は食物繊維の摂取が少なく、血清中の抗酸化ビタミン濃度が低い[24]
- 歯科医師でも歯の少ない者は、野菜類の摂取が少なく、逆に総摂取エネルギー、炭水化物、米、菓子類の摂取は多い[25]
- 女性で無歯顎であった者は、20年後に肥満になる割合が3倍以上になった[26]

このように、歯と栄養との関係を示す研究では、歯が悪いと野菜の摂取量が少なく、それにともなって抗酸化ビタミンや食物繊維などの循環器系疾患の予防に重要な栄養素の摂取が減り、逆に炭水化物や脂質の摂取が増え、総摂取エネルギーも増加した結果、肥満になりやすいという困った問題が指摘されています。一方で、要介護高齢者では歯が悪いと総摂取エネルギーが減少し、低体重や低栄養に陥りやすいという報告もあります[27]。

認知機能が低い人は、歯が少ない？

認知機能が低い者は残存歯数が少ない、という研究がいくつかみられます。これまでは認知機能が低下すると口腔衛生状態が悪化し、その結果、歯の喪失につながるという報告が多かったのですが、最近は、口腔の不健康自体が認知機能の低下を招くという逆方向の研究結果も増えています。

◉ 動物実験からわかったこと

咀嚼と認知機能との関係については、多くの動物実験があります。その大部分が日本の研究者によるものです。

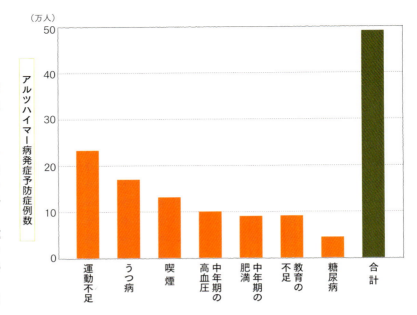

図13 アルツハイマー病予防に有効な、改善すべき後天的原因

米国において、アルツハイマー病の各リスクファクターを25％減らせたとき、アルツハイマー病発症を防ぐことができると予想される症例数のグラフです。数ある後天的原因の中では、運動不足の解消がもっともアルツハイマー病発症予防に有効であることがわかります。

［参考文献35より引用改変］

　それらのうち、老化促進モデルマウス（senescence accelerated mouse：SAM）を用いた実験では、臼歯の歯冠を削除あるいは抜去し咀嚼困難な状態にすると、学習能力や空間認知能が低下することが明らかとなっています[28-30]。また、硬い食餌（ペレット食）を与えられたマウスに比べ、軟らかい食餌（粉末食）を与えられたマウスは学習能力が低いことが示されました[31]。このように、実験的に介入して生じた咀嚼機能の低下は、学習能力や認知能力を低下させ、行動の変化をもたらすと考えられます。

　病理組織学的には、記憶や空間認知能力にかかわる海馬の神経細胞の減少や、神経細胞の分化能低下がみられるとされています。また、大脳皮質の神経伝達物質の減少、ストレスホルモンの増加などもみられるとされています。しかしこのような変化は、歯に侵襲を与えた結果であるのか、咀嚼機能を低下させたことによるものなのか、あるいは体の他の部分に損傷を加えて機能を低下させたときも同様であるのか、確認する必要があります。

◉ ヒトの急性実験からわかったこと

　ヒトに対する急性実験（短期の反応をみる実験）からは、咀嚼すると心拍数と収縮期血圧が上昇し、その結果として脳血流量が増加することがわかっています[32]。咀嚼による前頭前野の血流量の増加は高齢者ほど大きく[33]、咀嚼をすると集中力や認知テストの成績が上がる[34]、といった研究結果もあります。

　また、アルツハイマー病の最大の後天的原因に身体活動の低下がありますが（**図13**）[35]、もっとも有効な予防法は運動療法であること[36]が明らかになってきています。

　咀嚼は体力が低下した高齢者でも行いやすい運動ですが、咀嚼を積極的に行った結果、認知機能の低下が防げたというような直接的な研究結果はこれまでみられません。

◉ ヒトの観察研究からわかったこと

　歯が少ないと認知機能低下のリスクが高いという縦断研究も、これまでいくつかみられます[37-40]。一卵性双生児、つまり遺伝要因はまったく等しいペアのうち、65歳

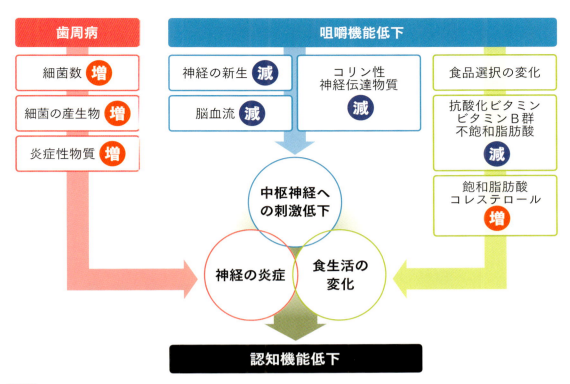

図14 口腔の健康低下が認知症に至るメカニズム

歯周病が中枢神経系の免疫機構や炎症に影響を及ぼす歯周病ルートと、歯の欠損（歯数の減少）によって咀嚼機能が低下し、脳への刺激が低下したり摂取栄養が変化する咀嚼機能低下ルートによって、認知機能が低下するとされています。

[参考文献43、44より引用改変]

以上で片方が認知症を発症し、片方が発症していないペアを比較としたスウェーデンのユニークな研究があります[41]。教育歴や心身活動などさまざまなリスク因子を検討した多変量解析の結果、35歳時の歯の欠損のみが両者で有意に異なり、歯の欠損があった方が認知症の発症が多くなりました。このことから、若年期の歯の喪失は認知症、特にアルツハイマー病の発症を予測する因子であると結論づけています。

また、教育歴や衣食住の生活環境がほぼ等しいと考えられる修道女を対象とした米国の研究もあります。ApoEε4遺伝子は、晩発性アルツハイマー病の有力な遺伝素因とされています。75歳以上の修道女のうち、そのApoEε4遺伝子を有し、かつ残存歯数が9本以下の者は、認知症発症率が高いことが報告されています[38]。その他の縦断研究でも、「無歯顎者は認知機能が低下しやすい」[39]、「残存歯数8歯以下の者は、24歯以上の者に比べて認知症発症率が高い」[40]などの報告があります。日本ではOkamotoらが、認知機能が正常であった65歳以上の2,300人あまりを5年間追跡した結果、無歯顎者は25歯以上の者に比べ、記憶障害になりやすかったことを報告しています[42]。

また他の研究では、口腔の健康低下が認知症に至るメカニズムとして、歯周病が中枢神経系の免疫機構や炎症に影響を及ぼすこと、歯の欠損によって咀嚼機能が低下し脳への刺激が減じること、食品の選択や摂取栄養が変化することなどが推察されています（**図14**）[43,44]。

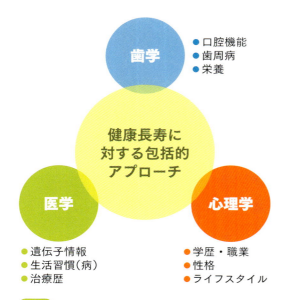

図15 大規模疫学研究の概念図

このように、歯数が認知機能と関連があるという論文は、最近非常に多くなってきています。しかし、咀嚼機能と認知機能の関係を示した論文はほとんどありません。スウェーデンの、77歳以上を対象とした横断研究では、歯の欠損（多数歯欠損）そのものは認知機能と有意な関係はないが、咀嚼能力の自己評価と認知機能には有意な関連があること、天然歯と義歯では咀嚼に困難がなければ認知機能に有意差がないこと、また年齢、性別、教育を調整しても、咀嚼能力の自己評価と認知機能に関連のあることが報告されています[45]。これは、高齢者では歯の本数自体より咀嚼機能の方がより重要であることを示唆しています。しかし残念ながら、この論文でも歯数や咀嚼能力は自己評価となっています。

咀嚼と長寿にかかわる、新しい取りくみ。

筆者らは2010年度より、70歳1,000名、80歳1,000名、90歳300名の一般住民を対象に、健康長寿の要因を探索する大規模疫学研究を進めています。この研究は、複数の研究チームと学際的に取り組む文理融合型研究となっており、各コホート研究は3年ごとに調査を行い、被験者の心身の健康状態の変化や死亡について情報を収集しています（図15）。

◉ 咬合力と栄養との関係をみる

筆者らは、咬合力の低い者は緑黄色野菜の摂取が少なく、その結果、抗酸化ビタミン、食物繊維などの摂取が少なくなること（図16）を明らかにしました[46, 47]。これらの栄養素が動脈硬化の予防に効果があることは、すでに多くのエビデンスによって示されています。

この研究がこれまでのものと異なるのは、全歯列による咬合力という機能評価に注目した点です。結果は、高齢者では歯数に比べて咬合力の方が、上記の栄養素の摂取により関連が強いことを示しました。

つまり、単に歯を残すことより、欠損補綴を含めた咀嚼機能維持の重要性を明らかにしたことに意義があります。

◉ 咬合力と運動機能との関係をみる

また筆者らは、咬合力と歩行速度との関連について分析しました。サルコペニアのひとつの指標である「毎秒0.8m以下」を「歩くのが遅い人」として、ロジスティック回帰分析をした結果、歩行速度の低下は女性より男性、70歳よりも80歳のグループ、脳卒中の既往がある、肥満である、全身の筋力の指標である握力の低下がみられる、タンパク質の摂取が低下している、という要因と関連がみられました。また、そのような有意な危険因子が等しいと計算上で仮定したうえでも、咬合力の低い者は歩行速度が遅くなりました（図17）[48]。

PART 1-3　咀嚼機能が衰えると、どんなことが起こるの？

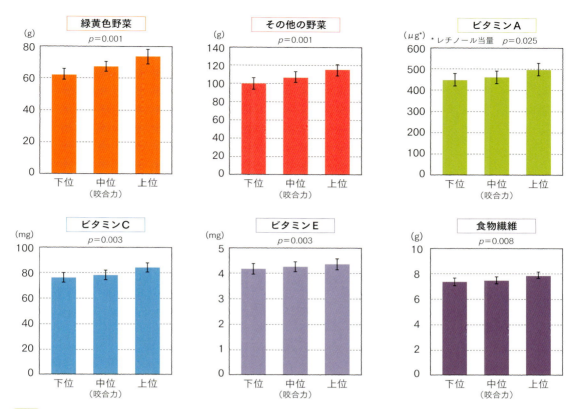

図16 咬合力と食品摂取・栄養摂取の関係（重回帰分析）　　p for trend（傾向検定のp値）＜0.05　├──┤：95％信頼区間

1,000kcalあたりの推定平均摂取量(性別、社会経済的因子で調整)を、咬合力(下位／中位／上位)によって分けて比較したものです。この他にビタミンB_6、葉酸、ナイアシン、パントテン酸においても同様の傾向を認めました。

[参考文献46、47より引用改変]

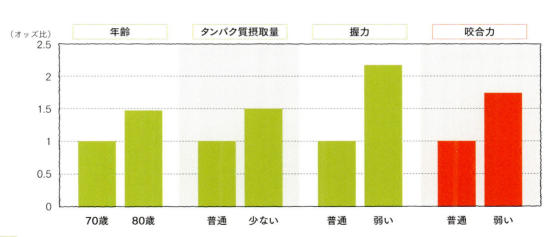

図17 咬合力と歩行速度の関係

年齢グループ、タンパク質摂取量、握力、咬合力の各項目別に、歩くのが遅い人(0.8m／秒未満)の割合を比較したものです。
※他の条件が同じだったと計算上仮定した場合の値を示しています。たとえば年齢、タンパク質摂取量、握力が等しい場合、咬合力が普通の人(75％)に比べ、弱い方の25％の人は歩く速度の遅い人の数が1.75倍になります。

[参考文献48より引用改変]

⊙ 咬合力と認知機能との関係をみる

さらに筆者らは、生活機能（ADL）低下による口腔状態悪化の可能性を除外するために、対象をADLが高く維持された地域の高齢者のみに限定して分析し、咬合力は認知機能と有意な関連がみられることを明らかにしました[49]。すなわち、認知機能低下の初期段階においては、咀嚼機能が関連していることが示唆されたのです。ここでもまた、認知機能は歯数と有意な関連を示さず、咬合力が有意な関連を示したことから、適切な補綴治療によって咬合力を保つことの重要性が示唆されたといえます。

本テーマについては、現在、縦断研究も含めて詳細な分析を進めているところです。

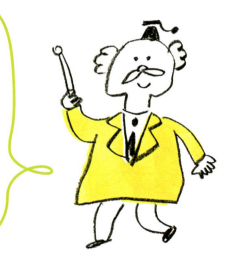

歯の数は、さまざまな他の危険因子の影響を排除したうえでも、循環器系疾患や認知機能低下と関係があります。その歯の喪失と健康状態の低下を結ぶ経路として、咀嚼機能低下による栄養摂取の変化が考えられます。

歯を失うと野菜類の摂取量が減少し、抗酸化ビタミンや食物繊維、また動物性タンパク質の摂取も減少します。そして、最新の研究により、咀嚼機能低下から栄養摂取の変化、動脈硬化、ならびに運動・認知機能低下に至る過程が解明されつつあります。

Part1-3 参考文献

1. Kurushima Y, Matsuda K, Enoki K, Ikebe K, Maeda Y. Does case severity make a difference to clinical improvement following complete denture treatment? Int J Prosthodont 2015;28(2):161-166.
2. 厚生労働省．健康意識に関する調査．2015(http://www.mhlw.go.jp/file/04-Houdouhappyou-12601000-Seisakutoukatsukan-Sanjikanshitsu_Shakaihoshoutantou/002.pdf、2016年12月5日アクセス)．
3. 厚生労働省．平成26年人口動態統計の年間推計．2014（http://www.mhlw.go.jp/toukei/saikin/hw/jinkou/suikei14/、2016年12月5日アクセス）
4. United Nations. World Population Prospects: The 2015 Revision. 2015(https://esa.un.org/unpd/wpp/publications/files/key_findings_wpp_2015.pdf、2016年12月5日アクセス)．
5. 厚生労働省．平成27年簡易生命表の概況．2016(http://www.mhlw.go.jp/toukei/saikin/hw/life/life15/index.html、2016年12月5日アクセス)．
6. 厚生労働省．平成25年 国民生活基礎調査の概況．2016（http://www.mhlw.go.jp/toukei/saikin/hw/k-tyosa/k-tyosa13/、2016年12月5日アクセス)．
7. 日本補綴歯科学会ガイドライン作成委員会（編）．Ⅲ 咀嚼障害評価法のガイドライン―主として咀嚼能力検査法―．In：歯科医療領域3疾患の診療ガイドライン．東京：日本補綴歯科学会，2002(http://www.hotetsu.com/s/doc/Guidelines.pdf、2016年12月5日アクセス)．
8. Ikebe K, Morii K, Matsuda K, Nokubi T. Discrepancy between satisfaction with mastication, food acceptability, and masticatory performance in older adults. Int J Prosthodont 2007;20(2):161-167.
9. Lockhart PB, Bolger AF, Papapanou PN, Osinbowale O, Trevisan M, Levison ME, Taubert KA, Newburger JW, Gornik HL, Gewitz MH, Wilson WR, Smith SC Jr, Baddour LM; American Heart Association Rheumatic Fever, Endocarditis, and Kawasaki Disease Committee of the Council on Cardiovascular Disease in the Young, Council on Epidemiology and Prevention, Council on Peripheral Vascular Disease, and Council on Clinical Cardiology. Periodontal disease and atherosclerotic vascular disease: does the evidence support an independent association?: a scientific statement from the American Heart Association. Circulation 2012;125(20):2520-2544.
10. Helfand M, Buckley DI, Freeman M, Fu R, Rogers K, Fleming C, Humphrey LL. Emerging risk factors for coronary heart disease: a summary of systematic reviews conducted for the U.S. Preventive Services Task Force. Ann Intern Med 2009;151(7):496-507.
11. Padilha DM, Hilgert JB, Hugo FN, Bós AJ, Ferrucci L. Number of teeth and mortality risk in the Baltimore Longitudinal Study of Aging. J Gerontol A Biol Sci Med Sci 2008;63(7):739-744.
12. Holmlund A, Holm G, Lind L. Number of teeth as a predictor of cardiovascular mortality in a cohort of 7,674 subjects followed for 12 years. J Periodontol 2010;81(6):870-876.
13. Polzer I, Schwahn C, Völzke H, Mundt T, Biffar R. The association of tooth loss with all-cause and circulatory mortality. Is there a benefit of replaced teeth? A systematic review and meta-analysis. Clin Oral Investig 2012;16(2):333-351.
14. Quandt SA, Chen H, Bell RA, Savoca MR, Anderson AM, Leng X, Kohrman T, Gilbert GH, Arcury TA. Food avoidance and food modification practices of older rural adults: association with oral health status and implications for service provision. Gerontologist 2010;50(1):100-111.
15. Nakanishi N, Fukuda H, Takatorige T, Tatara K. Relationship between self-assessed masticatory disability and 9-year mortality in a cohort of community-residing elderly people. J Am Geriatr Soc 2005;53(1):54-58.
16. Ansai T, Takata Y, Soh I, Akifusa S, Sogame A, Shimada N, Yoshida A, Hamasaki T, Awano S, Fukuhara M, Takehara T. Relationship between chewing ability and 4-year mortality in a cohort of 80-year-old Japanese people. Oral Dis 2007;13(2):214-219.
17. Ansai T, Takata Y, Soh I, Yoshida A, Hamasaki T, Awano S, Sonoki K, Akifusa S, Fukuhara M, Sogame A, Shimada N, Takehara T. Association of chewing ability with cardiovascular disease mortality in the 80-year-old Japanese population. Eur J Cardiovasc Prev Rehabil 2008;15(1):104-106.
18. Aida J, Kondo K, Yamamoto T, Hirai H, Nakade M, Osaka K, Sheiham A, Tsakos G, Watt RG. Oral health and cancer, cardiovascular, and respiratory mortality of Japanese. J Dent Res 2011;90(9):1129-1135.
19. Schwahn C, Polzer I, Haring R, Dörr M, Wallaschofski H, Kocher T, Mundt T, Holtfreter B, Samietz S, Völzke H, Biffar R. Missing, unreplaced teeth and risk of all-cause and cardiovascular mortality. Int J Cardiol 2013;167(4):1430-1437.
20. Kikui M, Ono T, Kokubo Y, Kida M, Kosaka T, Yamamoto M, Nokubi T, Watanabe M, Maeda Y, Miyamoto Y. Relationship between metabolic syndrome and objective masticatory performance in a Japanese general population: The Suita study. J Dent(in press), available online 2016 Oct 25.
21. Zhu Y, Hsu WH, Hollis JH. Increasing the number of masticatory cycles is associated with reduced appetite and altered postprandial plasma concentrations of gut hormones, insulin and glucose. Br J Nutr 2013;110(2):384-390.
22. Zhu Y, Hsu WH, Hollis JH. Increased number of chews during a fixed-amount meal suppresses postprandial appetite and modulates glycemic response in older males. Physiol Behav 2014;133:136-140.
23. Hung HC, Colditz G, Joshipura KJ. The association between tooth loss and the self-reported intake of selected CVD-related nutrients and foods among US women. Community Dent Oral Epidemiol 2005;33(3):167-173.
24. Nowjack-Raymer RE, Sheiham A. Numbers of natural teeth, diet, and nutritional status in US adults. J Dent Res 2007;86(12):1171-1175.
25. Wakai K, Naito M, Naito T, Kojima M, Nakagaki H, Umemura O, Yokota M, Hanada N, Kawamura T. Tooth loss and intakes of nutrients and foods: a nationwide survey of Japanese dentists. Community Dent Oral Epidemiol 2010;38(1):43-49.
26. Österberg T, Dey DK, Sundh V, Carlsson GE, Jansson JO, Mellström D. Edentulism associated with obesity: a study of four national surveys of 16 416 Swedes aged 55-84 years. Acta Odontol Scand 2010;68(6):360-367.

27. Tamura BK, Bell CL, Masaki KH, Amella EJ. Factors associated with weight loss, low BMI, and malnutrition among nursing home patients: a systematic review of the literature. J Am Med Dir Assoc 2013;14(9):649-655.

28. Kato T, Usami T, Noda Y, Hasegawa M, Ueda M, Nabeshima T. The effect of the loss of molar teeth on spatial memory and acetylcholine release from the parietal cortex in aged rats. Behav Brain Res 1997;83(1-2):239-242.

29. Onozuka M, Watanabe K, Mirbod SM, Ozono S, Nishiyama K, Karasawa N, Nagatsu I. Reduced mastication stimulates impairment of spatial memory and degeneration of hippocampal neurons in aged SAMP8 mice. Brain Res 1999;826(1):148-153.

30. Onozuka M, Watanabe K, Nagasaki S, Jiang Y, Ozono S, Nishiyama K, Kawase T, Karasawa N, Nagatsu I. Impairment of spatial memory and changes in astroglial responsiveness following loss of molar teeth in aged SAMP8 mice. Behav Brain Res 2000;108(2):145-155.

31. Yamamoto T, Hirayama A. Effects of soft-diet feeding on synaptic density in the hippocampus and parietal cortex of senescence-accelerated mice. Brain Res 2001;902(2):255-263.

32. Ono T, Hasegawa Y, Hori K, Nokubi T, Hamasaki T. Task-induced activation and hemispheric dominance in cerebral circulation during gum chewing. J Neurol 2007;254(10):1427-1432.

33. Onozuka M, Fujita M, Watanabe K, Hirano Y, Niwa M, Nishiyama K, Saito S. Age-related changes in brain regional activity during chewing: a functional magnetic resonance imaging study. J Dent Res 2003;82(8):657-660.

34. Hirano Y, Obata T, Kashikura K, Nonaka H, Tachibana A, Ikehira H, Onozuka M. Effects of chewing in working memory processing. Neurosci Lett 2008;436(2):189-192.

35. Barnes DE, Yaffe K. The projected effect of risk factor reduction on Alzheimer's disease prevalence. Lancet Neurol 2011;10(9):819-828.

36. Suzuki T, Shimada H, Makizako H, Doi T, Yoshida D, Ito K, Shimokata H, Washimi Y, Endo H, Kato T. A randomized controlled trial of multicomponent exercise in older adults with mild cognitive impairment. PLoS One 2013;8(4):e61483.

37. Kaye EK, Valencia A, Baba N, Spiro A 3rd, Dietrich T, Garcia RI. Tooth loss and periodontal disease predict poor cognitive function in older men. J Am Geriatr Soc 2010;58(4):713-718.

38. Stein PS, Kryscio RJ, Desrosiers M, Donegan SJ, Gibbs MB. Tooth loss, apolipoprotein E, and decline in delayed word recall. J Dent Res 2010;89(5):473-477.

39. Tsakos G, Watt RG, Rouxel PL, de Oliveira C, Demakakos P. Tooth loss associated with physical and cognitive decline in older adults. J Am Geriatr Soc 2015;63(1):91-99.

40. Stewart R, Stenman U, Hakeberg M, Hägglin C, Gustafson D, Skoog I. Associations between oral health and risk of dementia in a 37-year follow-up study: the prospective population study of women in Gothenburg. J Am Geriatr Soc 2015;63(1):100-105.

41. Gatz M, Mortimer JA, Fratiglioni L, Johansson B, Berg S, Reynolds CA, Pedersen NL. Potentially modifiable risk factors for dementia in identical twins. Alzheimers Dement 2006;2(2):110-117.

42. Okamoto N, Morikawa M, Tomioka K, Yanagi M, Amano N, Kurumatani N. Association between tooth loss and the development of mild memory impairment in the elderly: the Fujiwara-kyo Study. J Alzheimers Dis 2015;44(3):777-786.

43. Noble JM, Scarmeas N, Papapanou PN. Poor oral health as a chronic, potentially modifiable dementia risk factor: review of the literature. Curr Neurol Neurosci Rep 2013;13(10):384.

44. Cerutti-Kopplin D, Feine J, Padilha DM, de Souza RF, Ahmadi M, Rompre P, Booij L, Emami E. Tooth loss increases the risk of diminished cognitive function: A systematic review and meta-analysis. JDR Clinical & Translational Research 2016;1(1):10.

45. Lexomboon D, Trulsson M, Wårdh I, Parker MG. Chewing ability and tooth loss: association with cognitive impairment in an elderly population study. J Am Geriatr Soc 2012;60(10):1951-1956.

46. Inomata C, Ikebe K, Kagawa R, Okubo H, Sasaki S, Okada T, Takeshita H, Tada S, Matsuda K, Kurushima Y, Kitamura M, Murakami S, Gondo Y, Kamide K, Masui Y, Takahashi R, Arai Y, Maeda Y. Significance of occlusal force for dietary fibre and vitamin intakes in independently living 70-year-old Japanese: from SONIC Study. J Dent 2014;42(5):556-564.

47. Inomata C, Ikebe K, Okubo H, Takeshita H, Mihara Y, Hatta K, Tada S, Enoki K, Ogawa T, Matsuda K, Gondo Y, Masui Y, Kamide K, Takahashi R. Arai Y, Maeda Y. Dietary intake is associated with occlusal force rather than number of teeth in 80-y-old japanese. JDR Clinical & Translational Research(in press), available online 2016 Oct 17.

48. Okada T, Ikebe K, Kagawa R, Inomata C, Takeshita H, Gondo Y, Ishioka Y, Okubo H, Kamide K, Masui Y, Takahashi R, Arai Y, Thomson WM, Maeda Y. Lower protein intake mediates association between lower occlusal force and slower walking speed: from the septuagenarians, octogenarians, nonagenarians investigation with centenarians study. J Am Geriatr Soc 2015;63(11):2382-2387.

49. Takeshita H, Ikebe K, Gondo Y, Inagaki H, Masui Y, Inomata C, Mihara Y, Uota M, Matsuda K, Kamide K, Takahashi R, Arai Y, Maeda Y. Association of occlusal force with cognition in independent older japanese people. JDR Clinical & Translational Research 2016;1(1):69-76.

PART 2

歯科における咀嚼機能評価と機能アップ

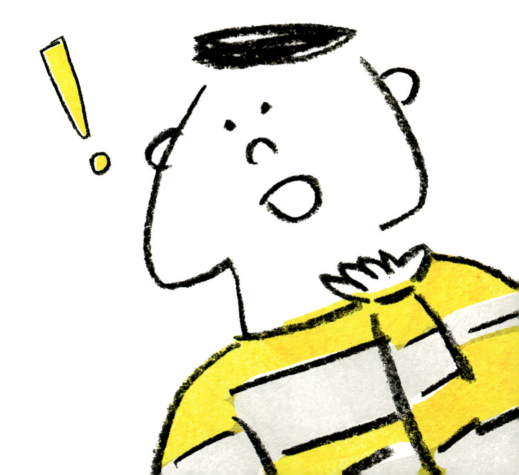

PART 2-1
咀嚼機能をアップするためには何が必要なの？

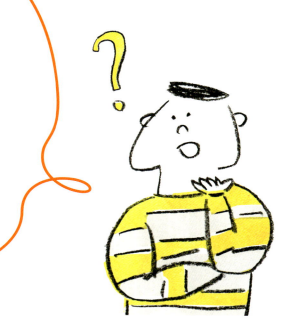

「いい咀嚼って何？」と聞かれたら、何と答えますか？

　Part 1を読まれた方は、生理学的な咀嚼の意味を十分理解されたと思います。しかし、もし患者さんに「いい咀嚼って何ですか？」と説明を求められたら、どう答えるでしょうか。高度で複雑な運動である咀嚼の何が良ければ「いい咀嚼」なのか、歯科医療者でも答えるのは簡単ではありません。

　咀嚼は、その機能回復にもっともかかわる歯科補綴学において、「食物を摂取して粉砕し、唾液と混和して食塊を形成するまでの一連の過程」と定義されています。しかし、この「一連の過程」の詳細を明確に説明できるようになったのは、20世紀最後の10年という近い過去であり、その時期に摂食嚥下リハビリテーションの重要性が認識されさまざまな研究が進んだからでした。

　そして、嚥下造影検査（VF）を用いて動物やヒトの食べる過程を詳細に観察することで、摂食嚥下モデルが複数発表されました（**図1**）。これらのモデルは欧米の医科領域の研究者によるものなので、歯科医療者にとっては、少し慣れない訳語が使われています。しかし歯科医療者が咀嚼を理解し、患者さんや他の専門職に正しく伝えるには、こうした摂食嚥下モデルの意味と各段階の位置づけを理解することが大切です。

　これまで歯科における咀嚼は、歯や咬み合わせ、顎運動などあくまで「食品を粉砕する器官」が主役でした。咀嚼には舌や頬、口唇など他にも大事な器官があるのですが、健常者では問題がないことが多いため見落とされがちだったのです。さらに、安全な嚥下を目的とする摂食嚥下リハビリテーションの視点を考えあわせると、「いい咀嚼」の条件とは、「誤嚥や残留なしに安全に食餌が口腔から咽頭、食道を経て胃に送り込まれるために適した食塊をつくれる」ことといえます。

　あらためて咀嚼で食塊が形成され嚥下される過程をVFで見てみると、口腔に入った食品が咀嚼によっていかに大きくその形態を変化させて嚥下されているかがわかり

PART 2-1　咀嚼機能をアップするためには何が必要なの？

5期モデル

認知期[先行期]	準備期	口腔期	咽頭期	食道期
食物の認識と食べるという意思決定、口に取り込む準備行動	食物の口腔への取り込み、知覚、咬断、粉砕、食塊形成	食塊の口腔から咽頭への移送	嚥下反射による食道への食塊の駆出	蠕動による食塊の胃への搬送

プロセスモデル

第1期輸送	食物破砕		下咽頭通過
口腔に取り込んだ食物の舌による臼歯部への搬送	臼歯部における食物の粉砕、唾液との混和による食塊の形成		嚥下反射による咽頭、口腔の食塊の食道への駆出（一部口腔に残った形成途中の食塊はさらに破砕が続けられる）
		第2期輸送	
		舌による食塊の中咽頭への送り込み（食物破砕と同時進行）	

咀嚼

図1 医科的な摂食嚥下モデル（5期モデル）とプロセスモデルにおける咀嚼の位置づけ

5期モデル（17ページ図1参照）における準備期から咽頭期にかけてをさらに詳しく整理したものがこのプロセスモデル[1]であり、第1期輸送、食物破砕、第2期輸送を「咀嚼」と位置づけることができます。

ます（次ページ**図2**）[2]。食品科学の分野では、嚥下が容易な物性（Part1-1参照）を得やすいことが加工食品の要件になっています。ヒトは普段、食べものが飲み込みやすくなるまで無意識または意識的に咀嚼を調節しています。その調節力が落ちても、嚥下能力の範囲内であれば（飲み込むことができれば）すぐに飲み込みにくさとして意識するわけではありません。しかし、加齢やさまざまな原因で咀嚼・嚥下能力の低下が進み、食物残留や誤嚥がはっきり現れるようになったときには、すでに早期の回復がむずかしい状態になっています。

ですから、患者さんからの飲み込みづらいという訴えや問診での自己申告を待っているだけでは、咀嚼・嚥下能力低下の徴候の把握が遅れてしまいます。ここは食べる機能にもっとも深くかかわる歯科医療者が、もっと積極的に患者さんの咀嚼を評価する必要があるといえるでしょう。

積極的に活用していきたい、「咀嚼を測るものさし」。

では、どうすれば「咀嚼の良し悪し」を診ることができるのでしょうか。咀嚼に影響

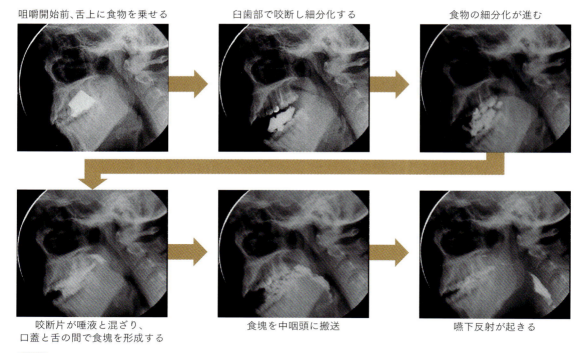

| 咀嚼開始前、舌上に食物を乗せる | 臼歯部で咬断し細分化する | 食物の細分化が進む |
| 咬断片が唾液と混ざり、口蓋と舌の間で食塊を形成する | 食塊を中咽頭に搬送 | 嚥下反射が起きる |

図2 固形食品の咀嚼から嚥下に至る過程

グミゼリーを患者さんに食べてもらっているVF映像。咀嚼・嚥下の「一連の流れ」のイメージをつかむのに役立ちます。

[参考文献2より引用改変]

表1 咀嚼に影響する口腔内外の因子

形態	● 歯の数 ● 歯並び ● 奥歯の咬み合わせ（咬合支持）
機能	● 舌の力、可動範囲、巧緻性 ● 頬の力 ● 唇の力 ● 顎の開口量、可動性
疾患	● う蝕 ● 歯周病 ● 知覚過敏 ● 腫瘍 ● 顎関節症 ● 顎顔面領域の神経筋疾患
環境	● 唾液の量 ● 口腔衛生状態
感覚認知	● 感覚があるか ● 意識が集中できるか

する因子は多様です（**表1**）。これらのうち形態、疾患、環境といった咀嚼の基本条件にかかわる因子については、ほとんどが歯科におけるルーティンな口腔内診査に含まれます。つまり、歯科医療者は少なくともこれらの項目について患者さんの情報を確実に把握する必要があります。

一方、機能にかかわる因子は診察でもある程度評価が可能ですが、検査という一定のものさし（評価基準）で客観的に測ることでより的確に状態を把握し、患者さん個人での比較や、他の患者さんとの比較をすることができます。

咀嚼の検査方法はさまざまなレベルに及びますが、咀嚼運動にかかわる器官のはたらきそのものを診るもの（機能レベル）と、関連器官の機能を統合して発揮された咀嚼運動の結果を診るもの（能力レベル）に大別

PART 2-1 咀嚼機能をアップするためには何が必要なの？

表2 さまざまなレベルにおける咀嚼評価と検査

形態レベル	咀嚼運動を行うのに十分な歯列状況か調べる	● 口腔内診査（歯数、咬合接触、咬合支持）
機能レベル	咀嚼運動関連の器官が正常にはたらくか調べる	● 検査（咬合力、筋活動、下顎運動、唾液分泌） ● 口腔内外の診査（義歯の形態）
能力レベル	咀嚼運動の結果としての食べる能力を調べる	● 検査（咀嚼能率、混合能力、咀嚼回数、咀嚼時間） ● アンケート、問診票（食品摂取状況）
生活レベル	生活上で咀嚼に困った点などないか調べる	● アンケート、問診票（口腔関連QOL）

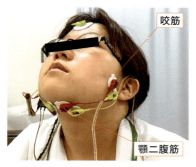
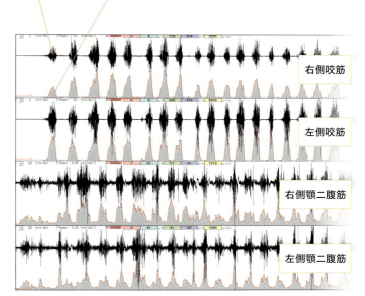

図3 咀嚼時の筋電図検査

電極は咬筋と顎二腹筋につけます。原波形の振れが大きいほど、筋収縮が活発に行われています。スムージング波形は、原波形の基線を挟んだ陰性波形（マイナス方向の振れ）を反転させて単位時間ごとに平均したもので、筋活動の大きさやタイミングがより理解しやすくなります。

されます（**表2**）。機能レベルの検査は、咀嚼時の筋活動を評価する筋電図検査（**図3**）や顎の動きを記録し分析する下顎運動測定（PART2-3参照）があります。また咀嚼運動全体を診るものではありませんが、より簡便な方法として歯で嚙みしめる力を測る最大咬合力測定（次ページ**図4**）や、舌の筋力を測る舌圧測定（PART2-4参照）などがあります。

能力レベルの検査には、グミゼリーのような咬断性の食品（せんべいのように嚙み砕くのではなく、弾力があり歯で裂いて細分化していく食品）を一定時間あるいは一定回数咀嚼して吐き出させ、どれだけ細分化されたかを評価する方法（PART2-2参照）や、特殊なガムを一定時間あるいは一定回数咀嚼して、変色の程度や色の混ざり具合から咀嚼能力を評価する方法（PART2-5参照）があります。また、2色に炊き分けた米飯やういろうを咀嚼しているところを嚥下内視鏡（VE）で撮影し、嚥下直前の食塊の状態を観察する方法もあり

図4 最大咬合力測定

個別の歯で噛む力を測る方法（左、オクルーザルフォースメーター〔長野計器〕）と歯列全体で噛む力を測る方法（右、デンタルプレスケール〔ジーシー〕）があります。
※オクルーザルフォースメーターは、現在販売が終了しています。

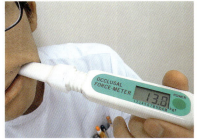
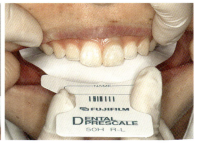

図5 嚥下内視鏡（VE）による食塊形成の評価

2色の米飯を用いた嚥下内視鏡による食塊形成の評価。左の食塊に比べて右の方がよく咀嚼されて色が混じり合っています。
（東京医科歯科大学 大学院医歯学総合研究科 地域・福祉口腔機能管理学分野 古屋純一先生ご提供）

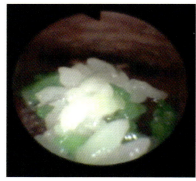
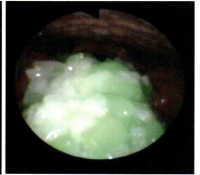

ます（**図5**、PART2-7参照）。

補綴臨床の現場では、これらの客観的な検査法のほかに食品摂取状況を調査することで咀嚼の状態を評価するアンケートが用いられてきました。なかには、一定の食品選択基準を設けることで咀嚼能力を推定するように規格化された食品アンケートもあります（10ページ図3参照）。簡便で用いやすいのですが、得られるのは患者さんの主観に基づく情報であり、嗜好性の影響も受けることから、客観的な咀嚼機能や能力と一致しない場合がある点に注意します。

患者さんの健康のため、歯科医療の向上のため、咀嚼を測る。

あらためてここで「なぜ咀嚼を測るべきなのか」ということを確認しておきましょう。

筆者は、歯科補綴学分野で咀嚼能力レベルの検査法を研究してきた立場として、歯科臨床で咀嚼能力を測定することは噛むことに困っている患者さんを治療するうえで当然のことと考えています。体調が悪くて病院に来た患者さんの熱を測ったり、頭が痛くてふらついている患者さんの血圧を測ったりするのと同じことです（**図6**）。

これまで歯科臨床で咀嚼に関する検査が普及してこなかった背景には、特殊な機材や多大な手間を要する精密検査しかなく、簡便な方法がなかったという事情がありました。しかし、今日では簡便な検査法が複数確立され、一部は保険適用になっています（PART2-3参照）。一般診療において咀嚼を測るためのインフラが大きく改新されているというわけです。今後、こうした方法を用いて咀嚼関連の検査データが蓄積されることは、これまでう蝕の減少や現在歯数の増加でしか語られなかった歯科医療の新しい意義「よく噛めることによる健康の

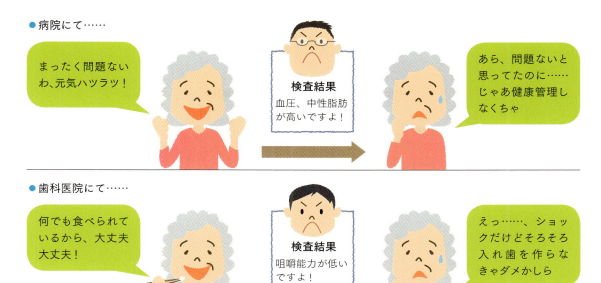

図6 的確に咀嚼評価することの重要性

健康の低下に対する「気づき」が重要であることは、医科も歯科も同じです。咀嚼機能の低下に気づくことから、治療と自己管理のモチベーションも生まれてきます。

維持と増進」を数値化・可視化し、さまざまなイノベーションを起こす可能性につながります。

検査データは、患者さんにとっても非常に有用で興味深い情報となります。「どれだけ咀嚼できているか」が数値として示され、そこに改善の余地があるとすれば、治療の必要性の根拠として患者さんに説明できますし、患者さん本人のモチベーションにもなります。また改善努力の結果、目標値が達成されれば患者さんにとっては大きな喜びとなり、歯科医療者への信頼にもつながることでしょう。

一方で、咀嚼に関する検査データは両刃の剣だと懸念する意見もあります。患者間で検査データに差があった場合、あるいは治療後に意図したほど改善が見られなかった場合、逆に医療への不信を生む可能性があるというものです。しかしこうした懸念は、歯科医師が検査の意味を理解し検査値の解釈を的確に行えば、たちどころに払拭することができるものですし、そのためのエビデンスは日々蓄積されつつあります。検査値に振り回されることなく、適切に活用することによってこそ、歯科医療の質と社会的信頼のさらなる向上が望めるといえましょう。次項以降、そのためのノウハウを実例とともに解説します。

Part2-1 参考文献

1. Palmer JB. Integration of oral and pharyngeal bolus propulsion: A new model for the physiology of swallowing. 日摂食嚥下リハ会誌 1997;1 15-30.
2. 小野高裕，堀 一浩，野首孝祠，角田 明，古川惣平. Digital Subtraction Angiographyを用いたグミゼリーの咀嚼・嚥下動態評価. 補綴誌, 2003;47(1):107-116.

PART 2-2
咀嚼機能評価①
グミゼリーを用いた咀嚼能率測定法とその活用

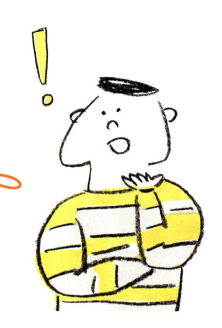

「咀嚼能率」の測り方いろいろ。

「いい咀嚼」のために時間をかけて確実に噛むことも大事ですが、咀嚼機能の良し悪しを評価するには、一定の食品を一定の時間あるいは一定の回数咀嚼した結果、その食品がどれだけ細かくなったかという咀嚼能率を計ります。

そのため、現在までに以下のようなさまざまな測定法が開発されています。

◉ 篩分法（しぶんほう）

1950年代の発表以来、研究レベルでは現在も使われ続けている方法です[1]。破砕性の食品（噛むと、ひずんで変形することなく即裂けて砕かれる歯切れのいい食品）のピーナッツを一定回数噛んで吐き出し、それを一定の条件で水洗・乾燥した後順番にふるい（篩）にかけ、最終的に10メッシュのふるいに残った重量を咀嚼値としてパーセンテージで算出します。

厳密に規格化された方法ですが、ふるいや乾燥機などの器具が必要で、結果が出るまで数時間を要します。また被験食のピーナッツが自然食品であるため、常に新鮮で一定の品質のものを準備する必要があります。生米やニンジン、かまぼこで試されたこともありますが、同じ問題がありました。

◉ 成分溶出法

篩分法の短所を解決するため1980年代に考案された方法で、咀嚼後の食片を水中に投じ、一定の条件下で溶け出した成分の濃度を測定します。検査時間は数分と大幅に短縮されました。その場で結果を患者さんに示せることは、指導上の大きなメリットです。

また加工食品を被験食に用いるため、品質の安定化や保存が容易になりました。現在、日本では咀嚼能率測定用のグミゼリーが市販されており、その成分であるグルコース（糖分）[1-3]やβカロチン（色素）が、咀嚼能率を評価する指標として使われています。

PART 2-2　咀嚼機能評価① グミゼリーを用いた咀嚼能率測定法とその活用

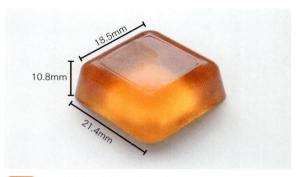

図1 咀嚼能力測定用グミゼリー

構成成分
● マルトース
● 水飴
● 砂糖
● ブドウ糖(グルコース)
● ゼラチン
● 酸味料
● 甘味料(ソルビトール)
● 着色料(カロチノイド)
● 香料

大阪大学とUHA味覚糖社が科学技術振興機構の委託を受けて共同開発したもので、お菓子として販売されているグミと比べてサイズが大きく、歯ごたえがあるのが特徴です。冷蔵で2年間保存できますが硬くなるため、使用30分前には冷蔵庫から出し室温中に置いてから使用します。

● その他の方法

専用のチューインガムを一定時間噛み、変色の状態から咀嚼能力を判定する方法(PART2-5参照)も、広い意味で咀嚼能率を評価していることになります。

専用のグミゼリーを使った、咀嚼能率測定法とは？

咀嚼能力測定用グミゼリー(以下咀嚼グミ、**図1**)は、咀嚼能力の評価を目的に開発された被験食品です。個別包装されているので清潔で、冷蔵すれば長期間(2年間)品質を保ちやすく、院内での保管も簡単です。また噛みごたえがあるため、患者さんに積極的に取り組んでもらえます。本稿では、この咀嚼グミを用いた咀嚼能率測定法について解説します(次ページ**図2**)。

基本的には、咀嚼グミを口の中に入れたら患者さんに噛む回数を数えながら30回咀嚼してもらいます。術者が横で一緒に数えてもいいでしょう。咀嚼し終わったら、咬断片(咀嚼後の食片)を唾液と一緒に紙コップに被せたガーゼに吐き出してもらいます。またすぐ口腔内をチェックして、残った咬断片を回収します。すべての咬断片を回収し終わったらガーゼに包んだまま流水下で洗い、分析に入ります。分析方法には手動法(グルコース法)、全自動法、スコア法があります。

● 手動法(グルコース法)

咀嚼グミに含まれるグルコース濃度を指標に、咀嚼能率を測定する方法です(55ページ**図3**)[2]。所要時間は咬断片を回収後2分程度ですが、グルコースの溶出条件(水温、攪拌速度・時間)を一定にしておく必要があります。図の計算式から算出した咬断片の表面積増加量が、咀嚼能率の数値となります。

● 全自動法

咀嚼グミに含まれる色素のβカロチンを指標に、咀嚼能率を測定する方法です(55ページ**図4**)[3]。手動法のプロセスを全自動化した咀嚼能力自動解析装置に咬断片を容器に投入するだけで、比色定量法の原理で溶出したβカロチン濃度が測定されます。

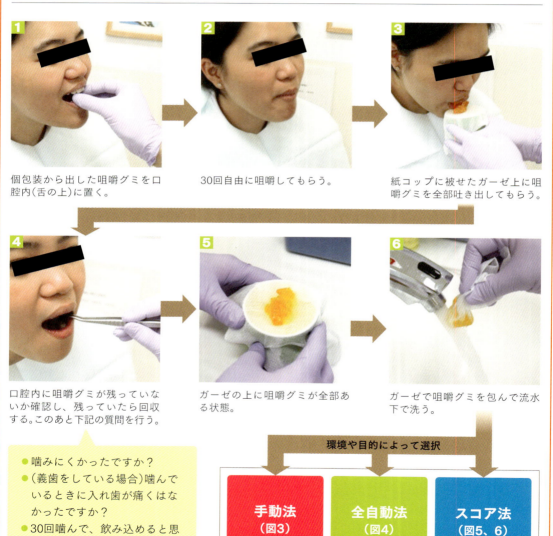

図2 咀嚼能率測定の手順

グミを食べることに慣れていない患者さんだと最初は戸惑ってうまく噛めないことがあります。噛んでいるときの表情や吐き出した後の感想から違和感の強いことがうかがえた場合は、その場で再検査することをお勧めします。

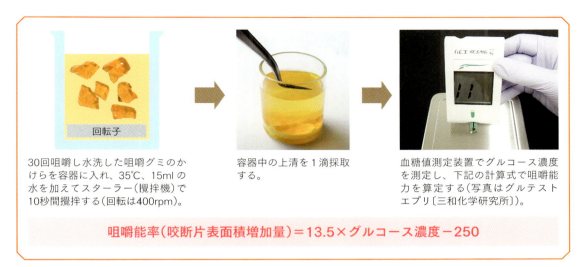

咀嚼能率（咬断片表面積増加量）＝13.5×グルコース濃度－250

図3 手動法（グルコース法）による咀嚼能率測定法

計算式は、上記と同条件下で測定した場合のもの。咬断片の表面積の総和が咀嚼グミの原形からどれだけ増加したかを知ることができます。長年疫学研究で用いられてきた方法で、大規模データの分析結果から咀嚼能率に関する標準値、さまざまな因子の影響を明らかにするのに役立っています。

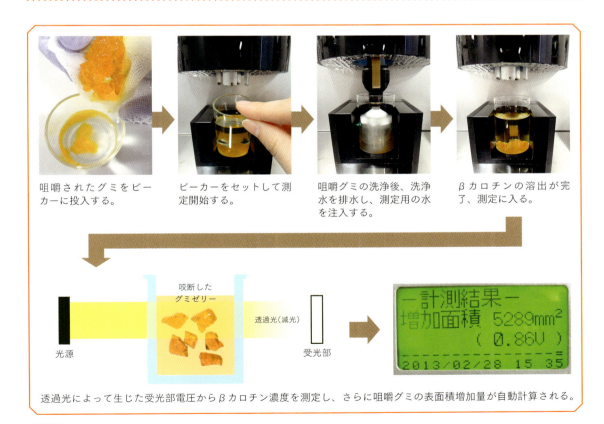

図4 全自動法による咀嚼能率測定法

全自動咀嚼能力解析装置（アズワン社）を用いて行う精密で簡便な方法です。30回咀嚼後の咀嚼グミの咬断片を投入するだけで、咬断片の表面積増加量を咀嚼能率値として自動計測します。

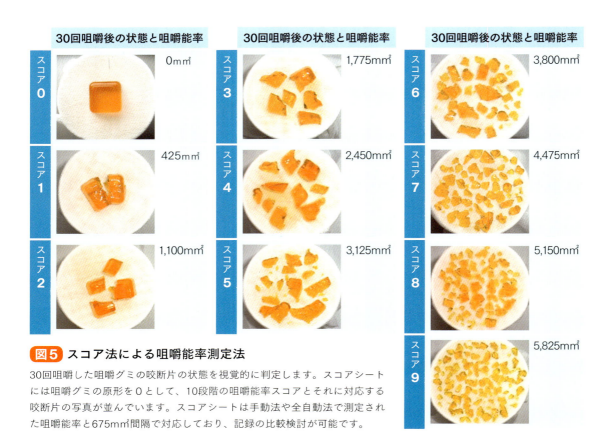

図5 スコア法による咀嚼能率測定法

30回咀嚼した咀嚼グミの咬断片の状態を視覚的に判定します。スコアシートには咀嚼グミの原形を0として、10段階の咀嚼能率スコアとそれに対応する咬断片の写真が並んでいます。スコアシートは手動法や全自動法で測定された咀嚼能率と675mm²間隔で対応しており、記録の比較検討が可能です。

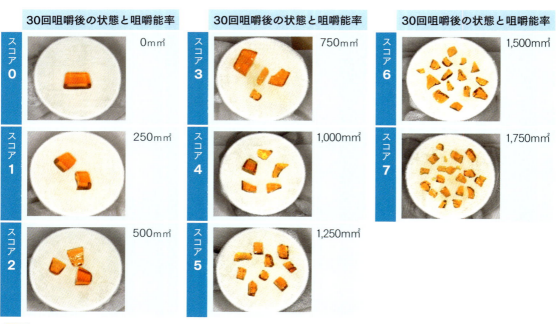

図6 半量グミゼリーによるスコア法

手動法、全自動法、通常のスコア法を実施しても記録が取れないほど咀嚼能力の落ちた患者さん向けの咀嚼能力測定法です。スコア法の半分の咀嚼グミを用いることで、個人内や個人間の差を比較することができます。

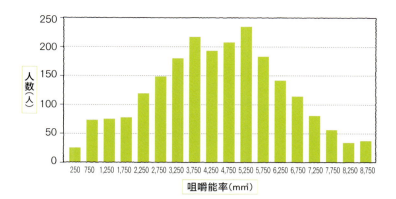

図7 咀嚼能率の分布

50〜70歳台2,276名を対象に行った「吹田研究」から得られた、手動法で測定された咀嚼能率の分布。健康に関心のある住民たちにも、咀嚼能率にばらつきがあることがわかります。

咬断片の投入から咀嚼能率が表示されるまで約20秒しか要さず、もっとも簡便かつ正確に咀嚼能率を測定できる方法ですが、専用の設備を要するため歯科診療所や病院向きといえるでしょう。

● スコア法

手動法と全自動法の代替法として考案された、判定用のスコアシート（**図5**）[4]を用いて咬断の程度を目視にて判定する方法です。術者は、水洗した咬断片を紙コップの口に張ったガーゼ上に広げ、一番近いと思われる咀嚼能率スコアを選ぶだけです。

このように手軽なスコア法ですが、歯科医師や歯科衛生士の誰が行っても高い再現性と一致性が得られることが確認されています。しかも、手動法や全自動法で測定した咀嚼能率とスコアが対応しているため、疫学研究で得られた値と比較することにより、個々のデータを意味づけして指導に活かせるという大きなメリットがあります。

なお、患者さんの咀嚼能力が著しく低下している場合、咀嚼グミが噛み切れず記録が取れないことがあります。そうした方の咀嚼能力を評価するため、半分量の咀嚼グミ（半量グミ）が8段階のスコアシートとともに開発・市販されています（**図6**）[5]。

咀嚼能率は何に影響される？大規模研究からわかること。

咀嚼グミは、これまで多くの疫学研究で使われ、ヒトの咀嚼能率に何が影響するかという疑問に答えてきました。筆者らは、国立循環器病研究センター予防健診部の「吹田研究」（大阪府吹田市の住民をランダムに抽出して隔年で基本健診と歯科健診を行い、都市部一般住民における動脈硬化性疾患のリスクを探るコホート研究）に2008年から参画し、歯科健診から受診者の口腔健康状態を調査し、咀嚼能率に影響する因子[6,7]や、咀嚼能率と食習慣[8]、生活習慣病との関係[9,10]について分析しています。

この研究で得られたデータのひとつ、50〜70歳台の咀嚼能率については全体では富士山型の分布を示し（**図7**）、健診に参加するような自立した生活を営み、かつ健康意識の高い人の間にも大きな格差があることがわかります。

自分と他人の咀嚼能力がどう違うかを知る人はほぼいません。このように定量的で客観的な方法で集められた多くのデータにより初めて個人の咀嚼能力を評価し、患者さんも納得のいく治療と説明ができるわけです。

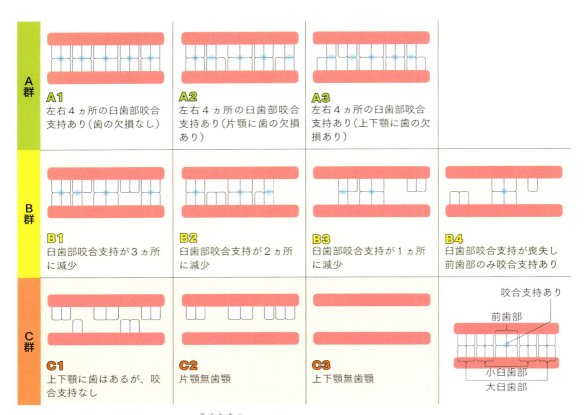

図8 臼歯部咬合支持に関する Eichner（アイヒナー）の分類

臼歯部の咬合支持に関する分類で、上下顎の咬み合わせを左右臼歯部4ヵ所＋前歯部の計5ヵ所で評価します。

［参考文献12より引用改変］

● 咬合支持別にみた咀嚼能率

歯数が多い人、適切な臼歯部の咬合支持がある人、噛む力が強い人は咀嚼能率が高いことが以前から報告されてきました[11]。そのなかでも重要なのは咬合支持、つまり臼歯部の咬み合わせです。たとえば同じ歯数でも、臼歯どうしの咬み合わせが何ヵ所あるかによって、咀嚼能率に差が生じます。

Eichner の分類（**図8**）[12]で、吹田研究の被験者を3グループに分けてみたところ、咬み合わせが少ないほど咀嚼能率が低下していました。また地域歯周疾患指数（CPI）で歯周病の影響を調査したところ、A、B群では歯周病の罹患によって咀嚼能率が低下しますが、多くの人が咀嚼を義歯に頼るC群では影響が見られませんでした（**図9**）[6]。

● 咬合支持別の咀嚼能率に影響する因子

さらにA〜C群における咀嚼能率に影響する因子を求めました（**表1**）[7]。歯数も咬合支持も多いA群では因子が4種類影響していましたが、咬合支持が失われつつあるB群では性別の因子がなくなっています。これは男女間の体格・筋力の違いは、咬み合わせがすべてそろっている場合は咀嚼能率に影響しますが、咬み合わせが悪くなると影響しないということです。

そして上下の咬み合わせがなくなったC群では、最大咬合力だけが因子として残っています。これは粘膜支持の義歯に頼らざるを得ない場合、義歯装着時にどれだけ強く噛みしめられるかが咀嚼能率に影響することを示唆しています。つまりその背景に

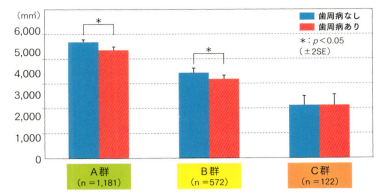

図9 Eichner の分類別の咀嚼能率平均値と歯周病の影響

咬合支持が5ヵ所維持されているA群と比べ、4〜1ヵ所のB群は約30%、0ヵ所のC群では約50%も咀嚼能率が低下しています。

[参考文献6より引用改変]

※咀嚼能率平均値(SE:標準誤差)、歯周病はCPIコード3以上
※共分散分析で年齢、性別、機能歯数、最大咬合力、唾液分泌速度を調整
※義歯患者は義歯を装着したうえで測定

	A群 臼歯部の咬合支持が左右4ヵ所以上ある人	B群 臼歯部の咬合支持が1〜3ヵ所ある人	C群 臼歯部の咬合支持がまったくない人
標準咀嚼スコア	スコア 8	スコア 6	スコア 4
咀嚼能力低下の目安とするスコア	スコア 6	スコア 4	スコア 2
咀嚼能力に影響する因子	● 性別(男性の方が咬合支持の数が咀嚼能率に影響しやすい) ● 機能歯数 ● 最大咬合力 ● 歯周病の有無	● 機能歯数 ● 最大咬合力 ● 歯周病の有無	● 最大咬合力

表1 Eichner の分類別の咀嚼能率に影響する因子と標準咀嚼スコア

「吹田研究」で測定された2,200名以上のデータから各群の中央値を算出したもので、これを目安に患者さんのスコアがどういう状態であるかを判断していきます。同じく算出された下位25%のスコアを咀嚼低下の目安として、該当する患者さんにアドバイスを行っていきます(咀嚼能力に影響する因子は重回帰分析で求めたもの)。

ある顎堤や粘膜の条件、義歯の良否が強く影響するわけです。

◉ 咀嚼能率には習慣や習癖もかかわる

このように咀嚼能率はさまざまな因子に影響されていますが、咀嚼運動は随意的に強さや速さを変えることができるため、咀嚼グミを使った評価では、個々の患者さんがもつ日ごろの習慣や測定時の集中力も結果に反映されることに注意しましょう。

ある程度歯ごたえのある食物を咀嚼するとき、一生懸命噛む人と適当に噛む人がいるだろうことは想像にかたくありません。これらを念頭に置いておくと、結果の説明

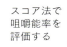
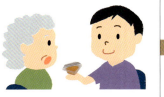
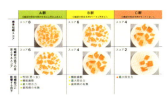
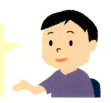

図10 Eichner（アイヒナー）の分類別の咀嚼能率の標準値を利用した咀嚼指導

質問事項は、患者さんが普段から自分の咀嚼能力の低下を自覚しているかを確認するものです。患者さんに自覚がない場合は、咀嚼能率スコア表を示して食塊形成が十分ではないことを説明し、日常の食事で「十分時間をかけてよく噛んでから飲み込む」ことを心がけるようにアドバイスします。

や指導に活かすことができます。

咀嚼能力がさまざまな因子から影響を受けることをふまえて、咀嚼能率を測定しその情報を読むことは、患者さんに正しく結果を説明するうえで基本となります。医療者も患者さんも咀嚼能率の数値だけにとらわれないことが大切です。

計測した咀嚼能率をどう分析し、歯科診療に活用すればいい？

スコア法に基づく咀嚼能率や標準咀嚼スコアは、Eichnerの分類の群ごとに判断することができます（前ページ表1）。歯科医院でも、この標準咀嚼スコアを活用して咀嚼指導を行うことができます（**図10**）。

また、有床義歯補綴治療を行う場合にも咀嚼能率測定を活用することができます。基本的には治療前（旧義歯）、新義歯の装着時と調整終了時のタイミングで咀嚼能率を測定します（**図11**）。咀嚼障害の程度を客観的に評価し、治療の必要性を検討するとともに、適切な治療介入を行うための根拠とすることができます。また同時に、無用な治療介入も減らすことができるでしょう。

天然歯・義歯にかかわらず、歯科臨床で咀嚼能率を活用する目的は、咀嚼能力を可視化することで医療者と患者さんが治療前の状態を客観的に把握するとともに治療のゴールを共有すること、その後の治療経過についてもお互いの主観だけではなく客観的な検査値をもとに理解するという点にあ

症例1：85歳男性

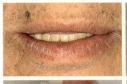
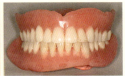
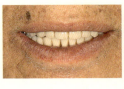
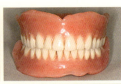
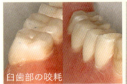
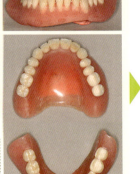
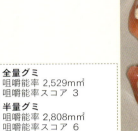
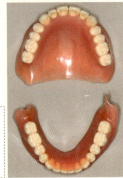

全量グミ
咀嚼能率 239mm²
咀嚼能率スコア 0
半量グミ
咀嚼能率 1,178mm²
咀嚼能率スコア 3

a：旧義歯

全量グミ
咀嚼能率 2,529mm²
咀嚼能率スコア 3
半量グミ
咀嚼能率 2,808mm²
咀嚼能率スコア 6

b：新義歯

8年間使用してきた上下顎全部床義歯は臼歯部の咬耗が進み、咬合高径の低下も認められた（a）。しかし患者さんは、床下に粉薬が入ったり左側の義歯床研磨面に食べものが付着する以外に「日常の食事に困っていない」とのこと。ところが咀嚼グミで咀嚼能率測定を行うと、全量グミでスコア0（咀嚼能率239mm²）とまったく咬断できず、半量グミでスコア3（咀嚼能率1,178mm²）との結果であった。患者さんに結果を示すと、ようやく義歯新製の同意が得られた。新義歯（b）は前歯部で7mm咬合挙上したが、患者さんはすぐに慣れることができた。義歯調整終了時に再測定すると、全量グミでスコア3（咀嚼能率2,529mm²）、半量グミでスコア6（咀嚼能率2,808mm²）と改善した。

症例2：75歳男性

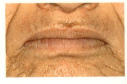
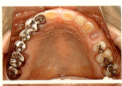
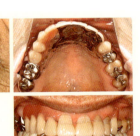
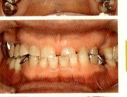
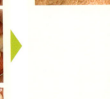
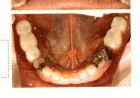

全量グミ
咀嚼能率 3,340mm²
咀嚼能率スコア 5

a：旧義歯

全量グミ
咀嚼能率 5,365mm²
咀嚼能率スコア 8

b：新義歯

上顎は天然歯列、下顎は両側遊離端義歯を装着していたが次第に咬耗が進み、$\underline{5|}$が歯根破折するなど咬合崩壊のスピードが上がっていた（a）。それでも患者さん自身は噛みにくいと感じておらず、咀嚼能率測定では全量グミでスコア5（咀嚼能率3,340mm²）であった。ただこのままだといずれ義歯と咬合が崩壊してしまうため、義歯の新製とした。上顎欠損部の補綴スペースを確保するとともに前歯部の審美性を回復するため、前歯部を4mm咬合挙上した上顎部分床義歯を新製・装着したところ（b）、咀嚼能率は全量グミでスコア8（咀嚼能率5,365mm²）に増加した。

図11 有床義歯治療における咀嚼能率評価の実例

義歯や天然歯の著しい咬耗と咬合高径低下による咀嚼機能低下が疑われる症例に対し、咀嚼グミを用いて客観的な測定を行い、患者さんの治療への協力や納得感が得られた例です（咀嚼能率は全自動法、咀嚼能率スコアはスコア法で測定）。

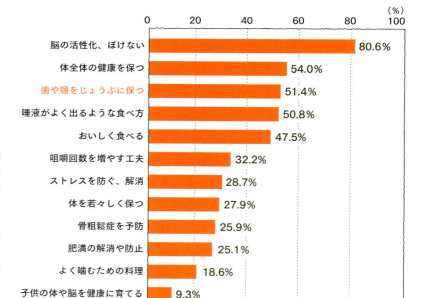

図12 一般に「噛むこと」に関してもたれる関心事

日本咀嚼学会主催の『咀嚼と健康ファミリーフォーラム』参加者463名（7割が60～70歳台）へのアンケートのうち、設問「噛むことに関連して興味のあること」に対する回答（複数回答可）。全身の健康に対する回答が多く、3番目にやっと口腔関連の項目が来るという結果になりました。
［参考文献13より引用改変］

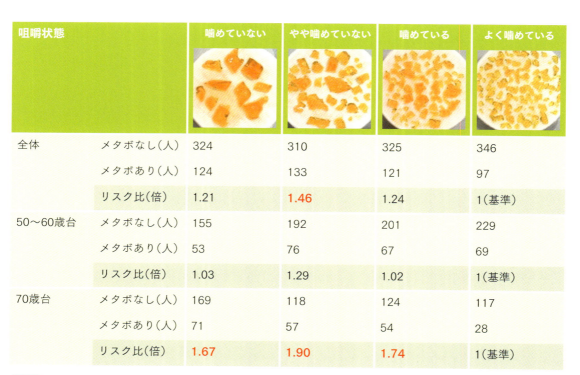

咀嚼状態		噛めていない	やや噛めていない	噛めている	よく噛めている
全体	メタボなし（人）	324	310	325	346
	メタボあり（人）	124	133	121	97
	リスク比（倍）	1.21	1.46	1.24	1（基準）
50～60歳台	メタボなし（人）	155	192	201	229
	メタボあり（人）	53	76	67	69
	リスク比（倍）	1.03	1.29	1.02	1（基準）
70歳台	メタボなし（人）	169	118	124	117
	メタボあり（人）	71	57	54	28
	リスク比（倍）	1.67	1.90	1.74	1（基準）

表2 咀嚼能率スコアからみるメタボリックシンドロームのリスク

調査対象は50～70歳台の男女1,780人で、基本健診と歯科健診を受けたうえで手動法で咀嚼能率を測定しました。メタボリックシンドロームの基準は国際統一基準を用い、高血圧、高血糖、血清脂質異常、肥満に関する5種類の検査のうち3種類が陽性ならメタボと診断しました。解析では、被験者を咀嚼能率ごとに均等な人数の4グループに分け、年齢、性別、飲酒・喫煙習慣、歯周状態の影響を調整した多変量解析を行いました。赤字は有意なリスク比が得られた項目で、特に70歳台でよく噛めていない人にメタボのリスクが増加していることがわかります。
［参考文献14より引用改変］

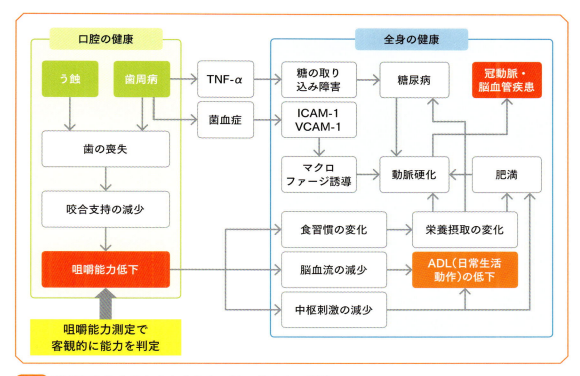

図13 動脈硬化性疾患や全身疾患と口腔の健康との関連

慢性的な歯周病罹患による炎症性サイトカイン（TNA-αなど）や菌血症の影響だけでなく、歯の喪失による咀嚼能力の低下から食習慣、栄養摂取の変化を経て肥満や代謝性障害が起こりやすくなり、動脈硬化のリスクを高めると考えられます。

[参考文献17より引用改変]

ります。治療後に良い結果が出ればお互いの満足感は増しますし、期待通りでない場合は、そこから治療対策を立てることができます。

咀嚼グミで、全身の健康を測る。

最近では、一般の方へのアンケートにおいて「よく噛むことが元気で長生きするために大事」という答えが返ってくるほど、咀嚼と全身の健康の関係に対する関心が高まっています（**図12**）[3]。

PART1-3でも述べられているように、咀嚼と全身機能、健康長寿との関連性については近年さかんに研究が行われ、さまざまなエビデンスが報告されています。こうしたエビデンスを裏づけるために咀嚼能率測定で示された数字や統計が活用されている研究もあります。このように咀嚼能率は、咀嚼と健康との間のつなぎ役としても大きな意味をもっています。つまり、咀嚼能率は単なる噛めていることの物差しではなく、国民の現在と将来の健康度を推測するバイオマーカーになり得るのです。

◉ メタボリックシンドロームとの関係

「吹田研究」では、咀嚼グミを活用して咀嚼能率とメタボリックシンドローム（以下メタボ）の罹患率も調べています。その結果、「よく噛めている」と答えた群に対し、「やや噛めていない」と答えた群でメタボ罹患オッズ比が1.46倍という結果が出ました（**表2**）[14]。また年齢別に解析したところ、

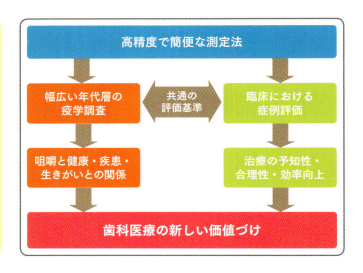

図14 臨床で咀嚼能力を測るメリット
疫学研究と臨床において共通の咀嚼能力測定法を用いることによって、期待される効果もあります。

70歳台（738名）に限れば、「よく噛めている」群に対し、「噛めている」「やや噛めていない」「噛めていない」と答えた3群はすべてメタボ罹患オッズ比が高く、なかでも「やや噛めていない」群は1.90倍と高い値でした。これは、咀嚼能率とメタボ罹患とに何らかの関連があることを示します。

これまでにも、歯数が少なくなるとメタボリックシンドローム罹患のリスクが高くなることが報告されていますが[15]、その原因はまだはっきりしていません。

しかし、推測されているもののひとつに、歯を失う原因となった長年の歯周病の罹患による炎症性サイトカインや菌血症の影響が挙げられます[16]。また、歯の数が減って咀嚼能力が低下することにより、噛みやすい軟性の食品や加工食品を選ぶようになり、自然と炭水化物や糖分の摂取が多くなるとともに、食物繊維、ビタミン、ミネラルなどの摂取の低下が栄養バランスの悪化をまねき、代謝障害や動脈硬化に結びつくという推測もあります（前ページ図13）[17]。

全体の「やや噛めていない」群が噛めていない群よりオッズ比が有意に高い点については、「やや噛めていない」群は自身の咀嚼能率低下に気づいておらず、「噛めていない」群の人たちは低下を自覚し食品の選択や調理法を工夫していることが推察されます。こうして咀嚼能率というバイオマーカーを使うことにより、全身の健康に対する関心から口の健康への関心に導く可能性も広がります。

○　○　○

このように、咀嚼グミを使った咀嚼能力測定には手動法、全自動法、スコア法の3種類のオプションがあり、いつでも、どこでも、誰にでも用いることができるため、歯科臨床での手軽な活用はもちろん、「吹田研究」のような健康疫学調査と歯科臨床とで同じ物差しを使い咀嚼能力を評価することができます。健康長寿に役立つ国の保健政策の立案や医療・介護・福祉システムに貢献できる可能性もあり、咀嚼機能を育て・守り・回復する歯科医療と、さまざまな現場での咀嚼指導の価値がさらに高まることになるでしょう（図14）。

Part2-2 参考文献

1. 山本 誠．全部床義歯装着者の咀嚼能率，咀嚼筋活動および下顎運動による咀嚼機能評価．阪大歯学誌 1993;38(1):303-331.
2. Okiyama S, Ikebe K, Nokubi T. Association between masticatory performance and maximal occlusal force in young men. J Oral Rehabil 2003;30(3):278-282.
3. Nokubi T, Yasui S, Yoshimuta Y, Kida M, Kusunoki C, Ono T, Maeda Y, Nokubi F, Yokota K, Yamamoto T. Fully automatic measuring system for assessing masticatory performance using β-carotene-containing gummy jelly. J Oral Rehabil 2013;40(2):99-105.
4. Nokubi T, Yoshimuta Y, Nokubi F, Yasui S, Kusunoki C, Ono T, Maeda Y, Yokota K. Validity and reliability of a visual scoring method for masticatory ability using test gummy jelly. Gerodontology 2013;30(1):76-82.
5. 小野高裕，安井 栄，金田 恒，菊地さつき，來田百代，高阪貴之，菊井美希，前田芳信，野首孝祠．半量グミゼリーによる咀嚼能率スコア法の開発．日咀嚼会誌 2016;26(1): 9 -13.
6. Kosaka T, Ono T, Yoshimuta Y, Kida M, Kikui M, Nokubi T, Maeda Y, Kokubo Y, Watanabe M, Miyamoto Y. The effect of periodontal status and occlusal support on masticatory performance: the Suita study. J Clin Periodontol 2014;41(5):497-503.
7. Kosaka T, Ono T, Kida M, Kikui M, Yamamoto M, Yasui S, Nokubi T, Maeda Y, Kokubo Y, Watanabe M, Miyamoto Y. A multifactorial model of masticatory performance: the Suita study. J Oral Rehabil 2016;43(5):340-347.
8. 竹村佳代子，吉牟田陽子，小野高裕，小久保喜弘，來田百代，高阪貴之，安井 栄，野首孝祠，前田芳信．咀嚼能力関連因子と食行動との関係：吹田研究．日咀嚼会誌 2013;23(2): 81-89.
9. Iwashima Y, Kokubo Y, Ono T, Yoshimuta Y, Kida M, Kosaka T, Maeda Y, Kawano Y, Miyamoto Y. Additive interaction of oral health disorders on risk of hypertension in a Japanese urban population: the Suita Study. Am J Hypertens 2014;27(5):710-719.
10. Kikui M, Ono T, Kida M, Kosaka M, Yamamoto M, Yoshimuta Y, Yasui S, Nokubi T, Maeda M, Kokubo Y, Watanabe M, Miyamoto Y. Does the utilization of dental services associate with masticatory performance in a Japanese urban population?: the Suita study. Clin Exp Dent Res 2015;DOI: 10.1002/cre2.10, published online.
11. Ikebe K, Matsuda K, Kagawa R, Enoki K, Yoshida M, Maeda Y, Nokubi T. Association of masticatory performance with age, gender, number of teeth, occlusal force and salivary flow in Japanese older adults: is ageing a risk factor for masticatory dysfunction? Arch Oral Biol 2011;56(10):991-996.
12. Eichner K. Renewed examination of the group classification of partially edentulous arches by Eichner and application advices for studies on morbidity statistics. Stomatol DDR 1990;40(8):321-325.
13. 日本咀嚼学会．第20回咀嚼と健康ファミリーフォーラム そしゃくから始まる心と体の健康．日咀嚼会誌 2015; 25(1):23-28.
14. Kikui M, Ono T, Kokubo Y, Kida M, Kosaka T, Yamamoto M, Nokubi T, Watanabe M, Maeda Y, Miyamoto Y. Relationship between metabolic syndrome and objective masticatory performance in a Japanese general population: The Suita study. J Dent 2017;56:53-57.
15. Zhu Y, Hollis JH. Associations between the number of natural teeth and metabolic syndrome in adults. J Clin Periodontol 2015;42(2):113-120.
16. Kikui M, Kokubo Y, Ono T, Kida M, Kosaka T, Yamamoto M, Watanabe M, Maeda Y, Miyamoto Y. Relationship between Metabolic Syndrome Components and Periodontal Disease in a Japanese General Population: the Suita Study. J Atheroscler Thromb 2017;24(5):495-507.
17. 日本歯科総合研究機構（編）．健康寿命を延ばす歯科保健医療 歯科医学的根拠とかかりつけ歯科医．東京：医歯薬出版，2009.

PART 2-3

咀嚼機能評価②
下顎運動解析装置を使った機能評価

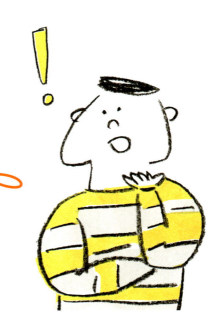

咀嚼運動を分析することの重要性。

　咀嚼運動は意識的に強くしたり速くしたりすることもできますが、歩く動作と同じように、会話したり、テレビや雑誌を読みながらでも無意識に行うことができます。これは、脳幹のパターンジェネレータによって基本的な咀嚼リズムが形成され、歯根膜、咀嚼筋、顎関節などの末梢の感覚受容器からのフィードバック信号により咀嚼運動が自動調節されているからです。

　したがってこれらの末梢の構成単位のいずれかが障害された場合、他の構成単位の機能に悪影響が誘発され、咀嚼系全体の機能異常が発現するといわれています。そのため、咀嚼機能を評価する目的で咀嚼運動を分析することはきわめて重要であると考えられ、数多くの研究が行われています。

　咀嚼運動は各人固有のパターンを呈するものの、いくつかのパターンに分類されること、また、健常者では個々のサイクルが規則的で安定している一方、不正咬合者や顎関節症（TMD）患者では個々のサイクルが不規則で不安定であることなどがすでに明らかにされています。

　しかしながら、咀嚼機能が良好な健常者の咀嚼運動は規則的で安定していますが、食品や咀嚼方法などの咀嚼条件の影響を受け、不規則になったり不安定になったりします。したがって、咀嚼運動を評価する際には、咀嚼条件に注意する必要があることが指摘されています。

下顎運動を記録する「モーションビジトレーナー」とは？

　エレクトロニクスの発達とコンピュータの普及にともない、その技術を活用して顎運動を記録する装置が種々開発・市販されており、開閉口時や咀嚼時の下顎運動の定量的な評価が行われています。

　そのなかで、下顎に付着させた小型の標点の動きを非接触型のセンサーで三次元的に分析するモーションビジトレーナー（MVT、**図1**）は比較的安価で、患者さんの

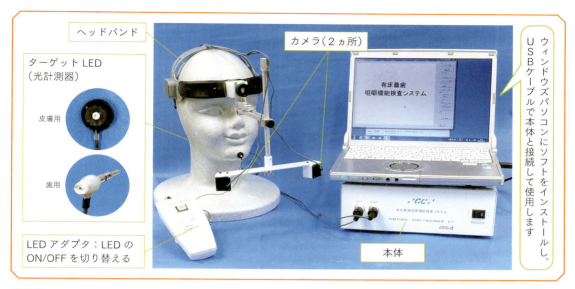

図1 モーションビジトレーナー（MVT）

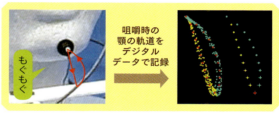

写真はジーシー社製品。商品構成は本体、ヘッドバンド、ヘッドマウントカメラ、ターゲットLED（歯用と皮膚用）、LEDアダプタで、キャリーケースも付属しており持ち運べます（なおパソコンはシステムの一部だが、商品構成には含まれていない）。

　下顎切歯が残存している場合は下顎切歯部にシーネを装着し、シーネの装着が困難な場合はオトガイ部の皮膚上に装着するだけで、一般の歯科医院でも簡便に下顎運動を記録できるため、広く一般に臨床応用されています（計測時間は5分、装着については70〜71ページ参照）。

　本検査法は、咀嚼運動の記録から分析までを容易に行うことができ、特別な知識や習得を必要とせずに咀嚼パターン（後述）が表示され、簡便かつ短時間での咀嚼機能の客観的な評価が可能です。また、咬合問題や歯の欠損にともなう咀嚼障害を有するすべての患者さんに応用でき、治療前の障害の程度、治療後の回復の程度、定期検査時の維持の程度をデジタル画像化や数値化することで、客観的に評価することができます。これにより、信頼性ある歯科臨床による健康増進を期待できるといえます。

　また、平成28年度診療報酬改定により、有床義歯装着者の咀嚼機能を検査する「有床義歯咀嚼機能検査」が保険導入されました。本検査は、新たな医療技術として開発され、平成23年から先進医療として全国の8歯科大学附属病院で実施されていましたが、先進医療会議と中央社会保険医療協議会（中医協）の審議を経て保険導入されたものです。本検査は、平成29年現在、施設基準に適合した保健医療機関において、総義歯、あるいは9歯以上の局部義歯かつ当該局部義歯以外は臼歯部で垂直的咬合関係を有しない症例のみで有床義歯を新製時に咀嚼機能検査を行った場合、算定できます（次ページ**表1**）[1]。

[**D011 有床義歯咀嚼機能検査（1口腔につき）**]
❶ 下顎運動測定と咀嚼能力測定を併せて行う場合（1回につき）　　**480点**
❷ 咀嚼能力測定のみを行う場合（1回につき）　　**100点**

❶は義歯新製の場合で、装着日より前および装着日以後のそれぞれについて算定できる。装着日より前に2回以上行った場合は1回目の検査に限り算定する。装着日より後の検査は装着日の属する月から起算して6ヵ月以内に限り、月1回を限度として算定する。
❷は①を算定した患者において、新製義歯の装着日の属する月から起算して6ヵ月以内に限り、月1回を限度として算定。①を算定した月は算定できない。

〔施設基準〕
(1) 歯科補綴治療にかかわる専門の知識および3年以上の経験を有する歯科医師が1名以上配置されていること。
(2) 当該保険医療機関内に歯科用下顎運動測定器および咀嚼能力測定用のグルコース分析装置を備えていること。

〔通知〕
(1) 有床義歯咀嚼機能検査とは、有床義歯装着時の下顎運動及び咀嚼能力を測定することにより、有床義歯装着による咀嚼機能の回復の程度等を客観的かつ総合的に評価し、有床義歯の調整、指導及び管理を効果的に行うことを目的として行うものであり、有床義歯を新製する場合において、新製有床義歯の装着前及び装着後のそれぞれについて実施する。
(2) 「1 下顎運動測定と咀嚼能力測定を併せて行う場合」とは、下顎運動測定と咀嚼能力測定を同日に実施するものをいう。
(3) 下顎運動測定とは、三次元的に下顎の運動路を描記可能な歯科用下顎運動測定器を用いて、咀嚼運動経路を測定する検査をいう。
(4) 咀嚼能力測定とは、グルコース含有グミゼリー咀嚼時のグルコース溶出量を測定するグルコース分析装置を用いて咀嚼能率を測定する検査をいう。
(5) 新製有床義歯装着前の有床義歯咀嚼機能検査は、下顎運動測定及び咀嚼能力測定を実施した場合に「1 下顎運動測定と咀嚼能力測定を併せて行う場合」により算定する。なお、新製有床義歯装着日より前に当該検査を2回以上実施した場合は、1回目の検査を行ったときに限り算定する。
(6) 新製有床義歯装着後の有床義歯咀嚼機能検査は、「1 下顎運動測定と咀嚼能力測定を併せて行う場合」又は「2 咀嚼能力測定のみを行う場合」により算定する。なお、新製有床義歯装着後については、「2 咀嚼能力測定のみを行う場合」を必要に応じて実施した後、「1 下顎運動測定と咀嚼能力測定を併せて行う場合」によって総合的な咀嚼機能の評価を行うことが望ましい。
(7) 「2 咀嚼能力測定のみを行う場合」については、新製有床義歯装着日より前に「1 下顎運動測定と咀嚼能力測定を併せて行う場合」を算定した患者に限り算定できる。
(8) 有床義歯咀嚼機能検査は、当該患者が区分番号B013に掲げる新製有床義歯管理料の「2 困難な場合」に準じる場合に限り算定する。
(9) 新製有床義歯の装着時又は有床義歯の調整時に当該検査を行う場合は、区分番号B013に掲げる新製有床義歯管理料又は区分番号H001-2に掲げる歯科口腔リハビリテーション料1の「1 有床義歯の場合」と同日に算定できる。
(10) 区分番号I017に掲げる床副子の「4 摂食機能の改善を目的とするもの（舌接触補助床）」又は区分番号M025に掲げる「口蓋補綴、顎補綴」による装置を装着し、区分番号H001-2に掲げる歯科口腔リハビリテーション料1の「2 舌接触補助床の場合」又は「3 その他の場合」を算定している患者について、咀嚼機能検査を行う必要がある場合については、当該検査により算定する。
(11) 検査に係る費用は所定点数に含まれ別に算定できない。

表1 歯科点数表に記載されている有床義歯咀嚼機能検査

内容は2017年2月現在のもの。［参考文献1より引用］

PART 2-3 咀嚼機能評価② 下顎運動解析装置を使った機能評価

モーションビジトレーナー、臨床でどんな風に使う？

1. 患者さんに検査の説明を行う

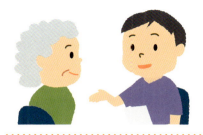

- これから行うのは、顎の動きを見て、ちゃんと噛めているかを判定する検査です。
- 検査法としては、LEDを下の前歯（下顎切歯が残存していない場合はオトガイ部）に付けて、カメラがついたヘッドバンドを頭からかぶっていただき、事前に軟らかくなるまで噛んでもらったチューイングガム（義歯患者はグミゼリー）を噛みやすい側で噛んでもらうだけです。
- 下顎につけたLEDの動きをカメラがとらえて、咀嚼時に下顎がどのような動きをしているか、また咀嚼運動がどれくらい安定しているかを見ます。

2. MVTの装着（詳細は次ページ）

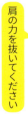
肩の力を抜いてください
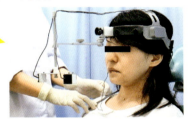

3. 本体のソフトウェアを起動

はじめます！
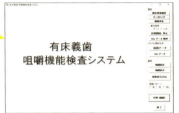

4. 咀嚼運動の記録（詳細は次ページ）

もぐもぐ
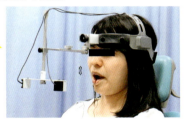

5. 7つの咀嚼パターンに分類（詳細は74ページ）

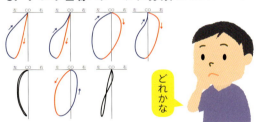
どれかな

6. 患者さんに検査結果の説明を行う

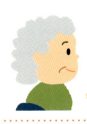

- 今回検査を行った結果、7つの咀嚼パターンに分類すると○○型（ⅠとⅢ型は正常とする）に当てはまり、正常なパターンではありません。また、咀嚼運動も不安定になっています。
- これから治療を行って、咀嚼のパターンと安定性がどう変化していくかを診ていきましょう。

7. 治療・生活指導・訓練に応用／保険点数に算定（表1参照）

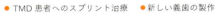
- TMD患者へのスプリント治療
- 新しい義歯の製作
- 咀嚼訓練

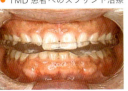
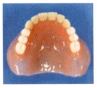
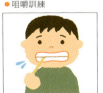

などに応用

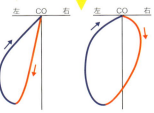
正常（ⅠとⅢ型）を目指す！

69

モーションビジトレーナー装着方法1（下顎切歯部の記録をするとき）

1. シーネ（固定具）に常温重合レジンを盛る

- 接着用の常温重合レジンは、シーネ全体を一層覆う程度の量をレジン用筆で盛ります。前歯の被蓋程度を確認後、シーネを咬頭嵌合位かつ上顎切縁にぶつからない位置で歯列に圧接し硬化させます。

〔注意事項〕レジンが少ないと計測途中で外れる恐れがあり、多いと患者さんに不快感を与えます。なおすべての作業でグローブを使用します。

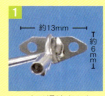
シーネは通法どおり滅菌しておく。

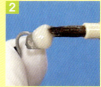
常温重合レジンをレジン用筆で盛っていく。

この程度の量・厚さとする。

2. ターゲットLEDをシーネに装着する

- ターゲットLEDの矢印の部分を親指と人差し指で持ち、先端をシーネに固定されるまで的確に挿入します。

〔注意事項〕計測中にターゲットLEDがシーネから外れると計測ができないため、必ず奥まで挿入します。

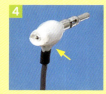
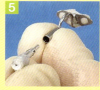
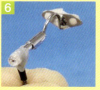
LEDの装着。シーネに奥までしっかりと挿入する。

3. シーネを歯に接着する

- 歯の表面を脱脂綿で清拭し乾燥させます。
- ごく少量の瞬間接着剤（市販のもの）をレジンに塗布し、歯にシーネを接着します。

〔注意事項〕シーネを取るときは、少し力を加えるとパリッと取れます。接着剤が多すぎるとシーネが外れなくなる可能性があるため、注意しましょう。

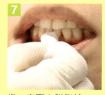
歯の表面を脱脂綿で清拭する。

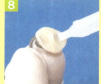
接着剤の塗布。

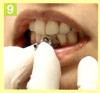
装着位置は下顎正中とする。

4. ヘッドマウントカメラの装着・コードの固定

- 後部のネジを回し、ヘッドバンドを患者さんの頭の大きさに合わせて調整します。
- カメラはターゲットLEDと同じ高さか少し下になるよう、距離は約15cmにします。
- LEDのコードを医療用のテープで患者さんの肩などに固定し、計測を開始します。

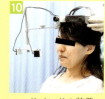
ヘッドバンドの装着。

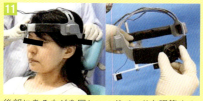
後部にあるネジを回しヘッドバンドを調節する。

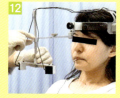
目測でカメラをLEDと同じ高さまたは少し下の高さに調整する。

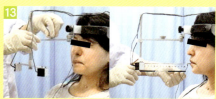
定規などを使って距離（15cm）を調整する。

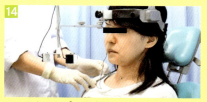
コードをテープで固定する。なおLEDから出ているコードが振動し、顎運動中にアーチファクトを生じる可能性があるため、咀嚼の妨げとならないようコードの固定は余裕をもたせる。

PART 2-3 咀嚼機能評価② 下顎運動解析装置を使った機能評価

モーションビジトレーナー装着方法2（オトガイ部の記録をするとき）

1. 光計測器（LED）に両面テープを貼付

- 皮膚用LEDの皮膚付着面に付属の両面テープを貼付します。

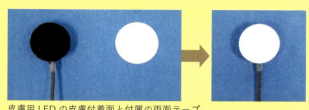

皮膚用LEDの皮膚付着面と付属の両面テープ。

2. 皮膚用LEDの接着

- 両面テープを貼付した皮膚用LEDの皮膚付着面をオトガイ部の中央に接着します。

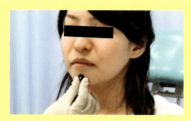

オトガイ部皮膚をアルコールなどで拭いた後、オトガイ部中央（骨の上で咀嚼中にあまり皮膚が動かないところ）に皮膚用LEDを装着する。

3. ヘッドマウントカメラの装着

- 下顎切歯部の記録をする際と同じように、ヘッドマウントカメラを装着します。

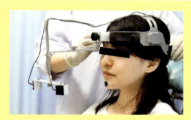

下顎切歯部の記録をする際と同じように、ヘッドマウントカメラを装着し、カメラとターゲットLEDとの位置関係を調整する。

4. コードの固定

- LEDのコードを医療用のテープで患者さんの肩などに固定し、計測を開始します。

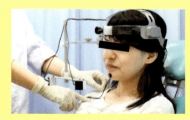

LEDから出ているコードが振動し、顎運動中にアーチファクトを生じる可能性があるため、咀嚼の妨げとならないようコードは余裕をもたせて固定しておく。

計測開始

- 20秒間、被験食品を（義歯患者さんはグミゼリー、その他の患者さんは事前に軟らかくなるまで噛んでもらったチューイングガム）を片側で咀嚼してもらいます。

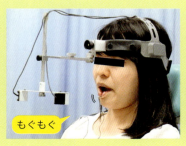

記録中は、普段の食事と同じように自然に咀嚼してもらい、記録中は被験食品や唾液を飲み込まないように指示します。

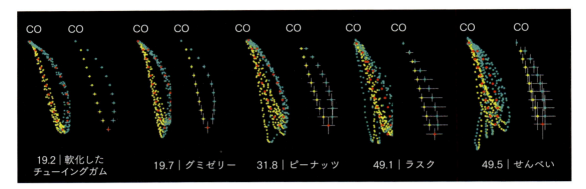

図2 さまざまな被験食品の咀嚼運動経路記録

下顎切歯部にLEDを接着したときのもの。チューイングガムやグミゼリーは硬さや大きさの変化が少ないため経路、リズムともに安定し、安定性を表す統合指標値は小さくなりました。一方ピーナッツ、ラスク、せんべいなどは、咀嚼すると硬さや大きさが変化していくため、経路、リズムともに不安定になり、安定性を表す統合指標値は大きくなりました。

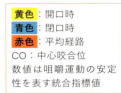

黄色：開口時
青色：閉口時
赤色：平均経路
CO：中心咬合位
数値は咀嚼運動の安定性を表す統合指標値

モーションビジトレーナーを用いた咀嚼運動計測での決まりごと。

モーションビジトレーナーでの計測では、いくつかの決まりごとがあります。

◉ 被験食品の決まりごと：軟化したチューイングガムか、グミゼリーを用意する

被験食品の選択は、食品別にみた咀嚼運動を分析するときと、運動機能、すなわち運動の安定性を分析するときとで異なってきます。

食品別にみた咀嚼運動を計測・分析するとき（**図2**）には、一般的な食品でできるだけ性状（硬度や食感など）が異なることが望ましいといえます。しかし被験食品数をあまりに多くすると何度も咀嚼しなければならず、患者さんに疲労が生じたり、記録時の随意的要素が加わるため注意しなければなりません。

一方、運動機能を計測・分析するためには、硬さや量が変化しやすい食品では咀嚼の進行にともなって下顎の運動が変化してしまうため、健常な被験者でも計測値が不安定になることがあります。咀嚼の進行にともなって、硬さや量の変化（口の中で小さく分散していく）があまり起こらない被験食品を選択しなければなりません。軟化したチューイングガム（記録前にガムを噛んでもらい軟らかくしたもの）が最適で、グミゼリーがそれに準じます（**図3**）。

またどの被験食品でも重量を2gにすると、無意識でかつ安定した咀嚼を営むことが確認されています[2]。

◉ 計測の決まりごと：安定している主咀嚼側（習慣性咀嚼側）で測る

ヒトには主咀嚼側がありますが、記録時の咀嚼方法として主咀嚼側での片側咀嚼、あるいは自由咀嚼が選択されています。このうち自由咀嚼は咀嚼中に右側から左側、左側から右側へと咀嚼側が変化して咀嚼運動が大きく変わるために咀嚼運動が安定している健常者でも不安定と評価されてしまい[3]、モーションビジトレーナーでの計測に向きません。さらに咀嚼運動は、主咀嚼

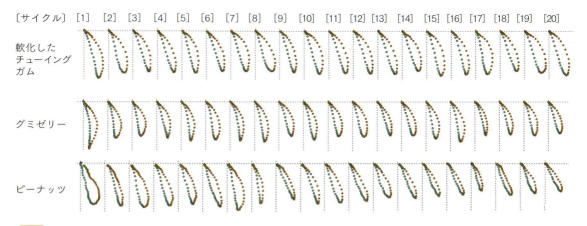

図3 咀嚼運動安定性の計測では物性の変わりにくい食品を選ぶ

健常有歯顎者にセンサーをつけ、咀嚼運動の安定性を計測するために最適な軟化後のチューインガム、次いで適しているグミゼリー、適さないピーナッツ咀嚼時の計測を比較してみました。ピーナッツでは咀嚼開始当初から下顎の動きにいびつさが見え、また咀嚼が進むにつれ軟らかくかつ分散していくため、下顎の動きが小さくなっていることがわかります。一方、チューインガムやグミゼリーは咀嚼中に物性が変化しにくいため、一定の動きを保ったまま計測を行うことが可能です。

側咀嚼時の方が非主咀嚼側咀嚼時よりも安定し、両咀嚼側間に機能的差異のあることが明らかにされています[4]。

したがって、咀嚼運動の計測・分析に際しては、患者さんに主咀嚼側で噛んでもらうことが望ましいといえます。

患者さんの主咀嚼側が左右どちらかを把握するためには、記録前に用いる被験食品を自由に咀嚼してもらい、噛みやすかった側を主咀嚼側とします。

● 分析区間の決まりごと：咀嚼開始直後と終了直前は省く

咀嚼運動の分析区間（計測したデータのいつからいつまでを分析するか）は、さまざまな研究において、「咀嚼中の全サイクル」「咀嚼開始後の第1サイクルからの一定区間」「咀嚼開始後の第1サイクルを除いた全サイクル」「咀嚼開始直後の数サイクルを除いた一定区間」などでの実験が報告されています[5-8]。

これらの研究から、咀嚼開始直後には意識的要素が加わりますし、また咀嚼の後半では唾液の貯留による咀嚼中断や嚥下の準備動作が加わるため、咀嚼運動が不安定になります。したがって、計測されたデータのうち、咀嚼開始直後と後半を除いた区間が咀嚼運動の分析に好ましいといえます。

筆者らは、軟化後のチューインガム咀嚼時やグミゼリー咀嚼時の数サイクル後からの10サイクルが、運動経路・運動リズムともにもっとも安定し、分析に最適であることを確認しています[9]。ですからこの分析区間を用い、患者さんにその結果をお伝えすることで咀嚼のモチベーションとするとよいでしょう。

咀嚼運動経路パターンの分析はどうしたらいい？

健常者の運動経路は、各人固有の特徴を有するものの、やや咀嚼側に偏位しながら

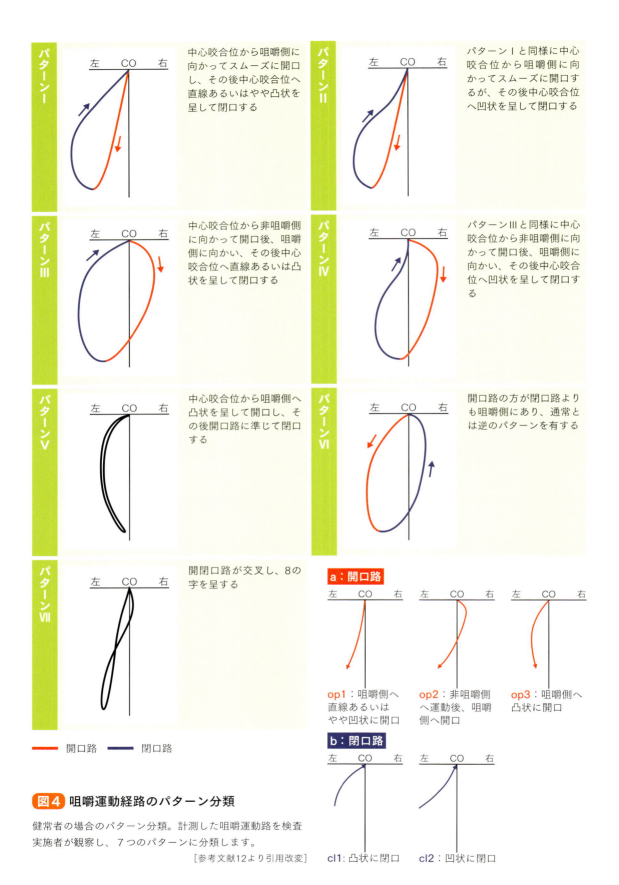

図4 咀嚼運動経路のパターン分類

健常者の場合のパターン分類。計測した咀嚼運動路を検査実施者が観察し、7つのパターンに分類します。

[参考文献12より引用改変]

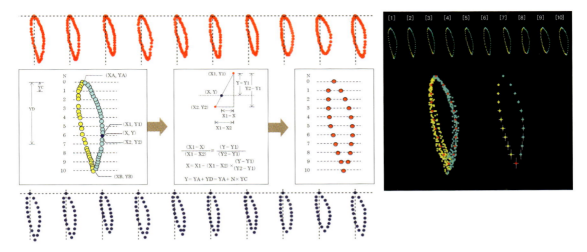

図5 咀嚼運動平均経路の算出方法

ひとつのストロークの中心咬合位から開口位まで、上下的に10分割した各分割点の座標値を求めることで、患者さんの平均経路を算出し、咀嚼運動経路のパターン分類に用います。

[参考文献8より引用改変]

開口後、開口路よりも外側を通って閉口する涙滴状あるいは類楕円形状のパターンを呈します。これらの運動経路は、数種に分類できることが明らかにされています[10,11]。

これらの報告と多数例の運動経路のパターンから、筆者らは、開口路として3種類（咀嚼側へ直線あるいはやや凹状に開口、非咀嚼側へ運動後咀嚼側へ開口、咀嚼側へ凸状に開口。**図4a**）、閉口路として2種類（凸状に閉口、凹状に閉口。**図4b**）に大別し、これらの組み合わせで6種類のパターン、それに開閉口路が8の字を描くパターンを加えて7種類のパターン（Ⅰ〜Ⅶ）に分類しています（**図4**）[12]。

咀嚼機能が健常で、咬合に問題がない場合には、咀嚼運動経路はパターンⅠ（咀嚼側へ直線あるいはやや凹状に開口し、その後凸状を呈して閉口）とパターンⅢ（非咀嚼側へ運動後咀嚼側へ開口し、その後凸状を呈して閉口）に代表される健常パターンを呈しますが、咬合の不正や咬合干渉が存在する場合には、パターンⅠとⅢ以外の異常なパターンが発現すること、不正咬合を是正するとパターンⅠかⅢに変化することがわかっています[13]。

モーションビジトレーナーで計測した運動経路のパターンを分類し、パターンⅠかⅢであるかどうかを評価し、治療・臨床に役立てていきます。

一般的な歯科治療の前後にも、咀嚼運動の安定性を分析できる。

歯科治療などによって咀嚼機能が改善すると、咀嚼運動が安定します。それを治療前後に検査する目的で、モーションビジトレーナーを用いて計測・分析・記録することができます。

運動経路の安定性について、咀嚼開始後第5〜14サイクルまでの10サイクルについて、各サイクルの中心咬合位を基準にして、前頭面に投影した開閉口路を上下的に10分割し各分割点の座標値を求めた後、各分割点における10サイクルの平均とばらつき（標準偏差）を算出し、この平均点を連ねる平均経路（**図5**）を求めます。ついで

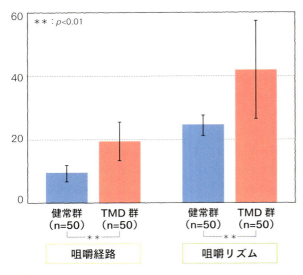

図6 統合指標でみた咀嚼運動の安定性

上記の統合指標を用いて健常群とTMD患者群の咀嚼運動の安定性を咀嚼経路、咀嚼リズムの2種類で評価・比較したところ、いずれもTMD患者群の咀嚼サイクルがきわめて不安定であることがわかりました。

この平均経路上の開口時と閉口時の水平方向、開閉口時の垂直方向の各ばらつきの平均を開口量で除算し、それぞれ開口時側方成分、閉口時側方成分、垂直成分とし、安定性を表す3指標とします。また運動リズムについては、咀嚼開始後の第5〜14サイクルまでの10サイクルにおける開口相時間、閉口相時間、咬合相時間、サイクルタイムの平均とばらつきから求めた変動係数を安定性を表す4指標とします。

これらの運動経路の安定性を表す3指標と運動リズムの安定性を表す4指標について、健常者群とTMD患者群の咀嚼運動の安定性を評価したところ、いずれの指標も両群間に高度な有意差が認められ、TMD患者群の咀嚼運動がきわめて不安定であることがわかりました[9]。さらに、主成分分析を応用し、運動経路の3指標と運動リズムの4指標からそれぞれ統合指標を作成したところ、敏感度(異常を異常だと判定できる割合)が80%以上となり、きわめて高い値を示しました(**図6**)。

つまりこの咀嚼運動の安定性の分析は、咀嚼機能の健常と異常の識別に十分な信頼性があるといえます。なお、これらの安定性を表す指標値は、歯科治療により有意に小さくなることが確認されています。これらのことから、咀嚼機能が改善すると咀嚼運動が安定するといえます。

計測したデータはこう使う！

これらのエビデンスに裏づけられたモーションビジトレーナーで計測したデータを用い、治療前の咀嚼経路パターンが正常かどうか、咀嚼運動の安定性の統合指標値が正常か異常かを判定します。その後、治療によって経路パターンが変化するか、安定性が正常に近づく(指標値が小さくなる)かを判定し、客観的評価を行って患者さんに説明します(**図7、8**)。

PART 2-3 咀嚼機能評価② 下顎運動解析装置を使った機能評価

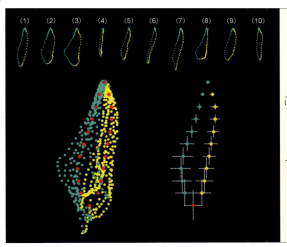
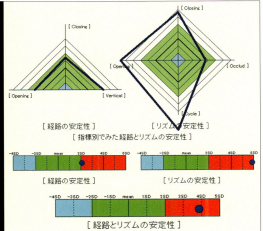

咀嚼経路パターンは、中心咬合位から非咀嚼側に向かって開口後に咀嚼側へ向かった後、中心咬合位へ凹状を呈して閉口しているため、パターンIV（異常あり）と判定できます。咀嚼機能評価画面では、青丸が正常（緑）と異常（赤）の間にあって正常に近いものの、リズムの安定性は青丸が異常範囲（赤）にあり、咀嚼経路は著しく不安定であることがわかります。総合的には咀嚼経路と咀嚼リズムの安定性は青丸が異常範囲（赤）にあり、不安定でした。

患者さんへの説明：
咀嚼の経路パターンは正常とはいえません。また、咀嚼運動の安定性に関しても、咀嚼経路は正常に近いですが、咀嚼リズムがきわめて不安定です。

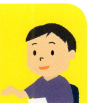

顎関節症 → 治療後

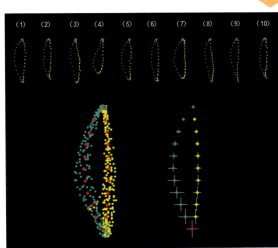
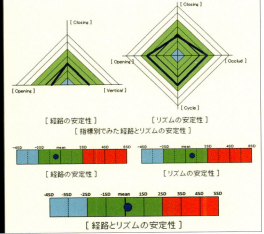

咀嚼経路パターンは中心咬合位から咀嚼側に向かってスムーズに開口し、その後中心咬合位へ直線あるいはやや凸状を呈して閉口しているためパターンIと判定できます。つまり治療によりパターンIVから回復したといえます。咀嚼機能評価画面では咀嚼経路、咀嚼リズム、咀嚼経路と咀嚼リズムの安定性すべてにおいて青丸が正常範囲内（緑）になり、治療によって改善したと考えられます。

患者さんへの説明：
治療によって、咀嚼の経路パターンは正常に回復しました。また咀嚼運動の安定性に関しても、すべてにおいて正常範囲内になり、改善しました。

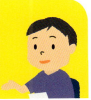

図7 分析例1：顎関節症治療前後における咀嚼運動時の経路パターンと安定性

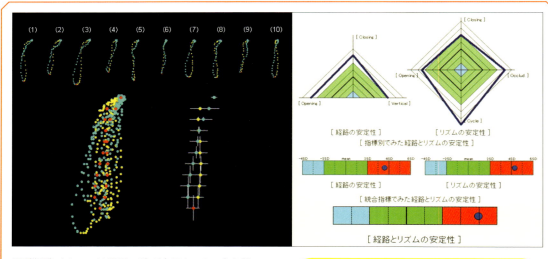

咀嚼経路パターンは開閉口路が交叉し、8の字を描いているため、パターンⅦ（異常あり）と判定できます。咀嚼機能評価画面では、咀嚼経路の安定性、咀嚼リズムの安定性、咀嚼経路と咀嚼リズムの安定性のすべてが異常範囲（赤）にあり、著しく不安定であることがわかります。

患者さんへの説明：
咀嚼の経路パターンは正常なパターンとはいえません。また、咀嚼運動の安定性もきわめて不安定です。

有床義歯　装着後

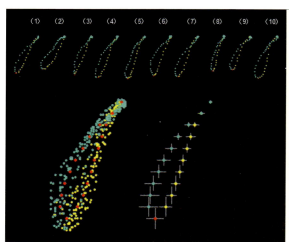

治療後、咀嚼経路パターンは中心咬合位から咀嚼側に向かってスムーズに開口し、その後中心咬合位へ直線あるいはやや凸状を呈して閉口しているため、パターンⅠと判定できます。つまり治療によってパターンⅦから回復したといえます。咀嚼機能評価画面では咀嚼経路の安定性、咀嚼リズムの安定性、咀嚼経路と咀嚼リズムの安定性すべてにおいて青丸が正常範囲内（緑）になり、治療によって改善したと考えられます。

患者さんへの説明：
義歯治療によって、咀嚼の経路パターンは正常に回復しました。また、安定性に関しても経路とリズムの安定性すべてにおいて正常範囲内になり、咀嚼運動の安定性は改善しました。

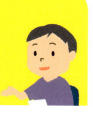

図8 分析例2：有床義歯補綴治療前後における咀嚼運動時の経路パターンと安定性

Part2-3 参考文献

1. お茶の水保険診療研究会(編),東京医科歯科大学歯科同窓会社会医療部(監修).歯科保険請求2016.東京:クインテッセンス出版,2016.
2. Wintergerst AM, Buschang PH, Hutchins B, Throckmorton GS. Effect of an auditory cue on chewing cycle kinematics. Arch Oral Biol 2006;51(1):50-57.
3. Shiga H, Kobayashi Y, Arakawa I, Shonai Y. Selection of food and chewing side for evaluating masticatory path stability. Odontology 2003;91(1):26-30.
4. 栃倉 純,志賀 博,小林義典.主咀嚼側咀嚼時と非主咀嚼側咀嚼時との間の機能的差異.グミゼリー咀嚼時の運動機能,咀嚼筋筋活動,ならびに咀嚼能率.日咀嚼会誌 2000;9(2):57-64.
5. Watamoto T, Mizumori T, Egusa H, Yashiro K, Takada K, Yatani H. The influence of single molar crown placement on the smoothness of masticatory movement. J Oral Rehabil 2008;35(6):440-445.
6. Miyawaki S, Ohkochi N, Kawakami T, Sugimura M. Effect of food size on the movement of the mandibular first molars and condyles during deliberate unilateral mastication in humans. J Dent Res 2000;79(7):1525-1531.
7. Kuninori T, Tomonari H, Uehara S, Kitashima F, Yagi T, Miyawaki S. Influence of maximum bite force on jaw movement during gummy jelly mastication. J Oral Rehabil 2014;41(5):338-345.
8. Yashiro K, Miyawaki S, Takada K. Stabilization of jaw-closing movements during chewing after correction of incisor crossbite. J Oral Rehabil 2004;31(10):949-956.
9. 志賀 博,小林義典.咀嚼運動の分析による咀嚼機能の客観的評価に関する研究.補綴誌 1990;34(6):1112-1126.
10. Ahlgren J. Masticatory movement in man. In: Anderson DJ, Matthews B(eds). Mastication. Bristol:Wright, 1976; 119-130.
11. Pröschel P, Hofmann M. Frontal chewing patterns of the incisor point and their dependence on resistance of food and type of occlusion. J Prosthet Dent 1988;59(5):617-624.
12. Kobayashi Y, Shiga H, Arakawa I, Yokoyama M, Nakajima K. Masticatory path pattern during mastication of chewing gum with regard to gender difference. J Prosthodont Res 2009;53(1):11-14.
13. Takeda H, Nakamura Y, Handa H, Ishii H, Hamada Y, Seto K. Examination of masticatory movement and rhythm before and after surgical orthodontics in skeletal Class III patients with unilateral posterior cross-bite. J Oral Maxillofac Surg 2009;67(9):1844-1849.

PART 2-4

咀嚼機能評価③
舌圧計を使った機能評価

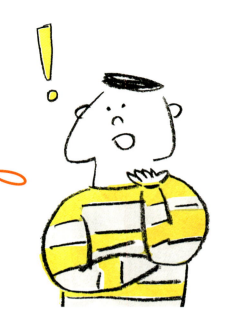

舌圧検査が保険掲載されました！

平成28年度診療報酬改定より、舌圧検査が新設されました。舌圧検査とは、舌の運動機能を評価する目的で舌接触補助床を装着した患者さん、または舌接触補助床装着を予定する患者さんに対して、舌を口蓋部に押し上げるときの圧力を舌圧計を用いて測定するものです。

本稿では、舌圧計と、舌圧計を用いた機能評価について説明していきます。

舌圧検査とは、どんなもの？

舌は、食物の咀嚼、食塊形成、口腔から咽頭への食塊移送など摂食嚥下時に重要な運動を行います。この舌運動は非常に複雑で、発揮する力の大きさ、方向、速さやリズム、あるいはタイミングなど多くの要素を含んでいます。ですから、これらのすべてを一度に、かつ客観的に評価するのは困難です。

舌圧検査は、こうしたさまざまな舌運動の中でも、主に舌の挙上の力を評価する検査法です[1]。これにより一部ではあるものの、舌機能を客観的に評価することが可能となりました。この検査は現在、口腔機能の評価や、舌機能の向上を目的としたリハビリテーションの効果の確認などに用いられています。

現在保険適用されている舌圧計は、株式会社ジェイ・エム・エスから販売されているJMS舌圧測定器®で、デジタル舌圧計と連結チューブ、舌圧プローブから構成されています(図1)。デジタル舌圧計は、舌圧プローブのバルーン部分を舌で押しつぶすことにより、測定系回路内の空気が圧縮され、このときの圧力(空気圧)を圧力センサーが感知し、液晶画面に舌圧値として表示されます。小型軽量の本体は片手で把持できるうえ、乾電池を使用電源とするため使用場所を選ばず、歯科診療室のほか、高齢者施設や在宅訪問診療時でも簡便に測定が可能です。

PART 2-4 咀嚼機能評価③ 舌圧計を使った機能評価

[使用方法]

❶ デジタル舌圧計、連結チューブおよび舌圧プローブが接続された状態で、「測定／リセット」ボタンを押します。

▽

❷ 舌圧プローブが19.6kPaまで自動加圧された後、デジタル舌圧計の液晶画面に最大圧と現在圧がともに「0.0」にリセットされます。同時に、測定可能であることを示す「測定」のアイコンが右下に表示されます。

▽

❸ 測定者あるいは測定対象者が舌圧プローブを手指で保持し、バルーン部を口蓋皺襞にあてがいながら、硬質リング部を上下顎前歯で軽く挟むようにして口唇を閉じるようにします。

▽

❹ 測定対象者に、バルーン部を舌尖で口蓋皺襞に7秒程度押しつけるようにしてもらいます。

▽

❺ 測定時は、デジタル舌圧計の液晶画面にバルーン部に加わる圧力が現在圧としてリアルタイムで表示されるとともに、測定時間内に発揮された最大値が最大圧として記録されます。

▽

❻ 繰り返し測定する場合は、再度「測定／リセット」ボタンを押し、❷～❺を行います。初めて舌圧検査を行う場合は、測定対象者に1、2回練習してもらった後に測定値を記録するか、あるいは複数回測定して数値が安定してきたところでその平均値を記録するとよいでしょう。

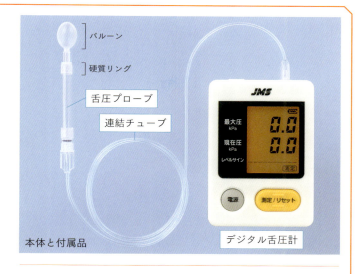

本体と付属品

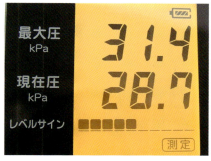

舌圧値の表示(❷)。右下に測定可能であることを示す「測定」の表示が出ています。

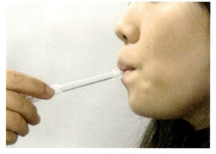

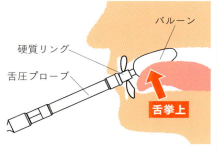

測定時のようす(❸)。バルーン部を口蓋皺襞にあてがいながら、硬質リング部を上下顎前歯で軽く挟むようにして口唇を閉じてもらいます。その後舌の挙上を行ってもらいます。

図1 JMS 舌圧測定器®

舌圧の単位はkPa(キロパスカル)。標準値などは84ページ表1参照。

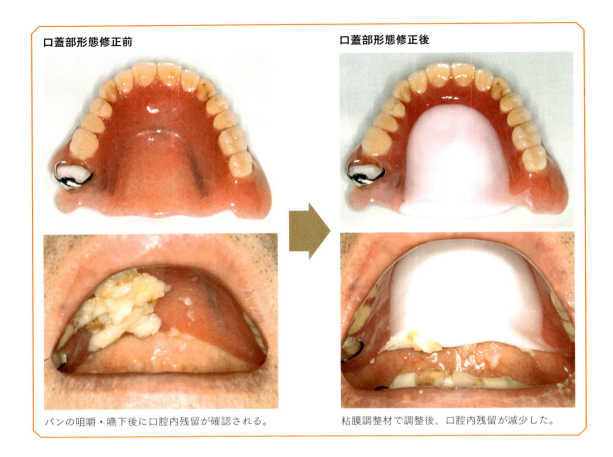

口蓋部形態修正前	口蓋部形態修正後
パンの咀嚼・嚥下後に口腔内残留が確認される。	粘膜調整材で調整後、口腔内残留が減少した。

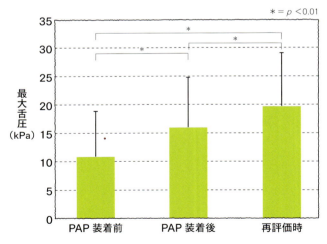

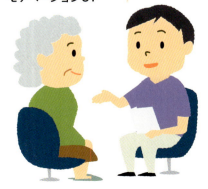

補助床を使った調整がうまくいけば、このグラフのように舌圧が向上します。今よりも食事が楽にできるように舌圧を測定しながら、補助床の調整とリハビリテーションを続けていきましょうね

治療やリハビリテーションへのモチベーションUP

図2 舌接触補助床（PAP）と、PAP装着後の最大舌圧の変化

PAP装着による即時的な舌圧増加効果に加え、PAPの使用と適切なリハビリテーションを行うことで、さらなる機能回復が期待できます。

PART 2-4　咀嚼機能評価③ 舌圧計を使った機能評価

PAP（摂食機能療法を算定している患者さんに対する床副子として製作）	→ 新たに製作	→ 2,000点
	→ 旧義歯を用いた場合	→ 500点

＋

舌圧検査	PAPを装着した患者さん（装着を予定している患者さんを含む）に対して実施可能	→ 140点（月2回を限度とする）

図3　PAP製作で算定される点数

PAP装着（予定）患者の即時・長期的な変化がわかる。

舌接触補助床（PAP：palatal augmentation prosthesis）は、脳血管障害や口腔腫瘍による咀嚼機能障害などを有する患者さんに適応され、舌と口蓋の接触状態などを変化させ、摂食嚥下障害や構音障害を改善させることを目的としています（図2）。

PAPは、摂食機能療法を算定している患者さん（歯科医院への通院患者さんも含む）に対する床副子として新製した場合2,000点、旧義歯を用いた場合500点の算定が可能です。平成28年度診療報酬改定により新設された舌圧検査は、このPAPを装着した患者さん（装着を予定している患者さんを含む）に対し、1回につき140点、月2回を限度として算定が可能です（図3）。

PAPを装着した51名の患者さんの最大舌圧を測定すると（図2グラフ）、PAP装着前は11.0±7.9kPaだった最大舌圧は、PAP装着により15.8±9.0kPaまで増加しました。その後、PAPを装着した状態で食事や適切な摂食嚥下訓練を行うことで、再評価時（PAP装着から再評価までの期間は平均313日）には19.6±9.4kPaまで増加しました。

このように舌圧検査は、PAP装着による舌と口蓋の接触圧の即時的な変化や、その後の長期的な変化を客観的に評価することができます。

高齢者の摂食嚥下機能の指標とすることができる。

病院や高齢者施設、在宅で訪問診療を行う際に、看護・介護スタッフから「最近○○さん、食べるのにずいぶん時間がかかるようになってきた気がするんです。入れ歯が合っていないのでしょうか」などと相談された場合、われわれはどう応えることができるでしょうか。義歯の適合や咬合などを確認し、問題を認めなかったら介護スタッフに「義歯の適合は良好です」と伝えることになるでしょうが、この言葉に続く口腔機能の診査や、看護・介護スタッフへアドバイスを行うことが、「口の専門職」である歯科医師や歯科衛生士に求められます。

通常、嚥下時において舌の筋力は最大限発揮されることはありません。咀嚼あるいは舌による押しつぶしで形成された食塊の物性によって、発揮する力が変わります[2,3]。したがって、健常な高齢者の日常生活においては、最大舌圧の違いが問題になることはあまりありません。

20歳台	41.7±9.7 kPa
30歳台	41.9±9.9 kPa
40歳台	40.4±9.8 kPa
50歳台	40.7±9.8 kPa
60歳台	37.6±8.8 kPa
70歳台	31.9±8.9 kPa

表1 年代別最大舌圧標準値

両側臼歯部で咬合接触の保たれている健常有歯顎者を対象とした大規模調査により、各年代の標準値が明らかになりました。

［参考文献6より引用改変］

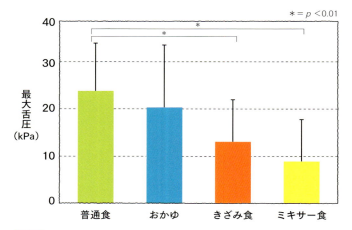

図4 食形態別の最大舌圧

きざみ食やミキサー食を摂取している咀嚼機能や嚥下機能の低下した高齢者では、舌圧も低下していることがわかります。

［参考文献5より引用改変］

頬圧の測定

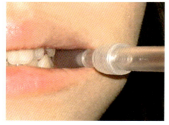
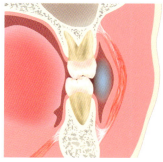

測定対象者にプローブ受圧部を測定側の上下第一大臼歯の頬側面と頬粘膜の間に挟ませ、最大の力で頬をすぼめて加圧するように指示して測定する。

側方舌圧の測定

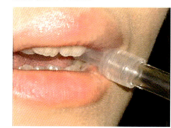
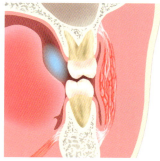

プローブ受圧部を測定側の上顎第一大臼歯口蓋側に軽く接触させておき、舌で歯頚部方向に最大の力で押しつぶすよう指示して測定する。

口唇圧の測定

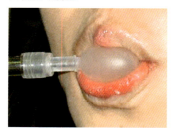
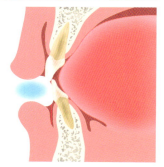

プローブ受圧部を上下顎前歯の唇面と口唇の間で挟ませ、口をすぼめて加圧させるよう指示して、測定する。

図5 口腔周囲筋群の機能の測定

口腔機能を客観的に定量評価することで患者さんの経時的な変化をとらえ、その数値について患者さんに説明や動機づけをすることで、リハビリテーションへのモチベーション向上に寄与することができます。

●摂食嚥下障害（咀嚼障害）に対する舌機能の診断	●適切な食形態を決定するための指標	●PAPなどの歯科的アプローチや口腔リハビリテーションの効果判定	●舌圧測定器のプローブを活用した口腔リハビリテーション
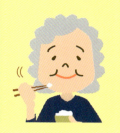	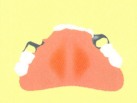		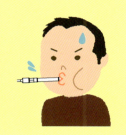

表2 舌圧計が今後活躍できる展望のある分野

　しかしながら、PAPの適応となるような摂食嚥下障害患者、要支援・要介護高齢者においては、舌の可動域や筋力、あるいは持久力の低下により、安全で効率的な嚥下運動を行うことが困難となります。「最大舌圧の低下は舌運動の低下や、食事中のムセの有無といった嚥下障害の臨床的兆候と関連する」といった報告[4]や、「最大舌圧の低下は、咽頭の食物残留量を増加させる」との報告[5]もされており、最大舌圧は、摂食嚥下機能を一部反映すると考えることができます。

　健常な有歯顎高齢者の最大舌圧を測定した大規模研究によると、70歳以上の高齢者の最大舌圧は31.9±8.9kPaでした。これは、8割以上の高齢者が70歳を超えても23kPa以上の最大舌圧を有していることを示します（**表1**）[6]。

　一方、要介護高齢者や入院患者を対象とした研究で、普通食を摂取する高齢者と、ソフト食やきざみ食、あるいはミキサー食などを摂取する高齢者との間で最大舌圧を比較したところ、食形態の調整が必要な高齢者の最大舌圧は20kPa未満でした（**図4**）[7-9]。さらに、前述したPAP装着後の再評価時の最大舌圧は平均19.6kPaであったことから、舌機能が低下した患者さんがリハビリテーションにより目指すべき最大舌圧は、20kPa程度と考えられます。

　また、最大舌圧の他に舌圧測定器を用いた機能評価として、頬や口唇など口腔周囲筋群の機能を測定することも可能です（**図5**）[10]。このように、口腔機能を客観的に定量評価することは、対象者の経時的な変化をとらえるとともに、リハビリテーションへのモチベーション向上に寄与するものと考えることができます。

これからの、「口から食べるちから」の指標として。

　舌圧検査の保険適用は現在のところPAP製作にともなう算定となっており、今後その他の疾患に関しても、摂食嚥下機能の評価法として保険適用の拡大が望まれます（**表2**）。

今日では摂食嚥下障害患者に対するリハビリテーションが推進されており、平成28年度の診療報酬改定においても摂食機能療法の対象となる算定要件が「発達遅滞、顎切除及び舌切除の手術又は脳血管疾患等による後遺症により摂食機能に障害があるもの」に、また「内視鏡下嚥下機能検査、嚥下造影によって他覚的に嚥下機能の低下が確認できる患者」が追記されました。

　胃瘻（PEG）などの経管栄養の普及とともに経口栄養、すなわち「口から食べる」ことへの支援や評価は、よりいっそう重要なものとなってきています。舌圧計を用いた機能評価は、摂食嚥下障害患者に対する診断、あるいは治療ならびにリハビリテーションの効果を判定するひとつの指標として、広く用いられることが期待されます。

Part2-4　参考文献

1. Hayashi R, Tsuga K, Hosokawa R, Yoshida M, Sato Y, Akagawa Y. A novel handy probe for tongue pressure measurement. Int J Prosthodont 2002;15(4):385-388.
2. Nicosia MA, Hind JA, Roecker EB, Carnes M, Doyle J, Dengel GA, Robbins J. Age effects on the temporal evolution of isometric and swallowing pressure. J Gerontol A Biol Sci Med Sci 2000;55(11):M634-640.
3. Youmans SR, Stierwalt JA. Measures of tongue function related to normal swallowing. Dysphagia 2006;21(2):102-111.
4. Yoshida M, Kikutani T, Tsuga K, Utanohara Y, Hayashi R, Akagawa Y. Decreased tongue pressure reflects symptom of dysphagia. Dysphagia 2006;21(1):61-65.
5. Ono T, Kumakura I, Arimoto M, Hori K, Dong J, Iwata H, Nokubi T, Tsuga K, Akagawa Y. Influence of bite force and tongue pressure on oro-pharyngeal residue in the elderly. Gerodontology 2007;24(3):143-150.
6. Utanohara Y, Hayashi R, Yoshikawa M, Yoshida M, Tsuga K, Akagawa Y. Standard values of maximum tongue pressure taken using newly developed disposable tongue pressure measurement device. Dysphagia 2008;23(3):286-290.
7. 津賀一弘，吉田光由，占部秀徳，林　亮，吉川峰加，歌野原有里，森川英彦，赤川安正．要介護高齢者の食事形態と全身状態および舌圧との関係．日咀嚼会誌2004;14(2):62-67.
8. 津賀一弘，島田瑞穂，黒田留美子，林　亮，吉川峰加，佐藤恭子，斎藤慎恵，吉田光由，前田祐子，木田　修，赤川安正．「高齢者ソフト食」摂取者の食事形態と舌圧の関係．日摂食嚥下リハ会誌 2005;9(1):56-61.
9. 田中陽子,中野優子,横尾　円,武田芳恵,山田　香,栢下　淳．入院患者および高齢者福祉施設入所者を対象とした食事形態と舌圧、握力および歩行能力の関連について．日摂食嚥下リハ会誌　2005;19(1):52-62.
10. Tsuga K, Maruyama M, Yoshikawa M, Yoshida M, Akagawa Y. Manometric evaluation of oral function with a hand-held balloon probe. J Oral Rehabil 2011;38(9):680-685.

PART 2-5

咀嚼機能評価④
咀嚼チェックガムを使った機能評価

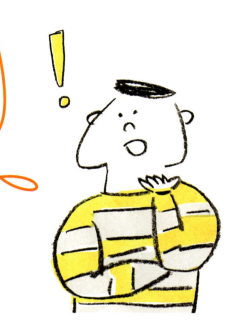

お手軽に咀嚼能力を評価できる！

　キシリトール咀嚼チェックガム®（図1、以下「咀嚼チェックガム」）は、東京医科歯科大学高齢者歯科学分野（旧・全部床義歯補綴学分野）と株式会社ロッテが共同開発した咀嚼能力評価用のガムです。

　咀嚼前は緑色をしていますが、咀嚼の進行とともに、だんだんと赤色へと変化していきます。一定条件での咀嚼後、どの程度色が変わっているかを見て判定するだけで、簡便に咀嚼能力を評価できます。

どういうメカニズムで、ガムの色が変わっていくの？

　咀嚼能力測定の際、全部床義歯装着者でも噛みやすい食べものを咀嚼試料とすると、全部床義歯装着者には取り入れやすいかもしれませんが、健常有歯顎者には簡単すぎて、咀嚼がすぐ完了してしまうことが

図1 キシリトール咀嚼チェックガム®

原材料はマルチトール、甘味料（キシリトール約8割配合）、ガムベース、香料、軟化剤、酸味料（クエン酸）、着色料（赤3、黄4、青1）。ガムは1枚あたり3gで、3つに割ることができ、患者さんの成長度や噛む能力に応じて量を変えることができます。正規代理店はオーラルケアで、一般的な通販サイトでは1枚100円前後（50枚単位）〜200円程度（1枚売り）で販売されています。

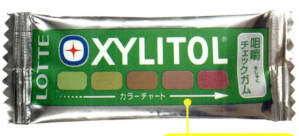

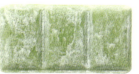
（実物大）

このパッケージに印刷されているカラースケールも、咀嚼能力の評価に使えます（赤くなるほど咀嚼ができている）。

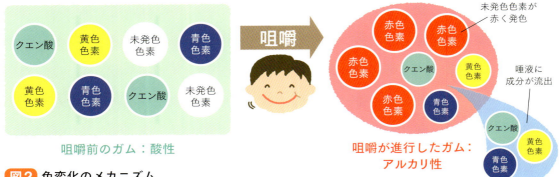

図2 色変化のメカニズム

酸性で無色、アルカリ性で赤く発色する色素を含むガムを噛むと、クエン酸が口中に流出してガム内部がアルカリ性に変化し赤くなります。同時に青色、黄色色素の流出も起こるため、噛むほどに赤くなります。　　　　　　［参考文献1より引用改変］

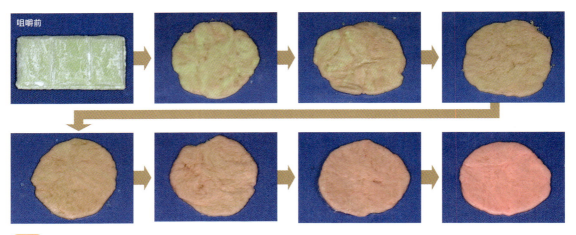

図3 咀嚼チェックガムの色変化

目で見ても、咀嚼が進むにつれ赤色に変化しているのがわかります。図4の色判定方法にしたがい咀嚼能力を判断します。

多くなります。すると多くの人が満点となってしまい、健常者における咀嚼能力の差が、結果に反映されないことになります。

この問題を解決するために、咀嚼チェックガムには未発色色素（酸性で無色、アルカリ性で赤く発色）、青色色素、黄色色素、クエン酸などを用いています。咀嚼で内容成分の流出が起きたとき、クエン酸の流出によってガム内部がアルカリ性に傾き、未発色色素が赤く発色します。同時に青色、黄色色素の流出も起こり、咀嚼が進むほどにガムは赤くなっていきます（**図2、3**）[1]。

また本製品は、健常有歯顎者が200回程度咀嚼するまで色変わりが継続[2]するため、評価で行う60回咀嚼では、最終的な赤色まで達することはありません。

咀嚼チェックガムの特徴とは？

⦿ 誰でも使える（使用者を問わない）

咀嚼チェックガムは、患者さんにガムを咀嚼してもらい、その色を判定するだけで咀嚼能力の評価が可能です[2]。ガムの色の判定は、専用の色見本[3]を使う方法と、色彩色差計を使う方法があります（**図4**）。

色見本を用いた判定方法
[より簡単な方法]

咀嚼後の咀嚼チェックガムの色と、専用の色見本を見比べて視覚的に近い色を選ぶ方法で、誰でも簡単に行うことができます。咀嚼チェックガムのパッケージに印刷されている5段階のカラーチャートを使用し簡易的な判定をすることもできますが、ガムの色変わりを数量的に解析して開発された10段階のカラースケールを用いることで、より正確な評価が可能となります（次ページ図5参照）[3]。

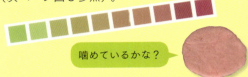

噛めているかな？

❶ 咀嚼チェックガムを噛んでもらいます。

↓

❷ 口から出した咀嚼後のガムを患者さんが手に取ったり見たりしやすいよう、透明ビニール袋のなかで1.5mm程度の厚さに平たくします。

↓

❸ 咀嚼後のガムと色見本を見比べ、色が近いものはどれか患者さんと一緒に評価していきます（術者のみ、患者さんのみの判断でもよい）。

> カラーチャート（5段階）：3以下
> カラースケール（10段階）：6以下
> ⇒咀嚼能力が低いと判定

↓

❹ 判定結果を記録し、現状の説明や過去の判定との比較、今後に向けたモチベーションアップを図ります。

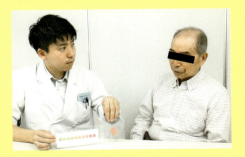

色彩色差計を用いた判定方法
[より正確な方法]

1.5mm厚に平たくつぶしたガムの中心と、中心から前後左右に3mm地点の計5点を色彩色差計を用いて計測し、咀嚼前後の色変わり変化量である「ΔE（デルタイー）」を、計算式を用いて算出する方法です[2]。色見本を使った方法よりもさらに正確な計測・判定方法ですが、特殊な機器（色彩色差計）が必要となります。筆者らはCR-13（コニカミノルタ）を用いて測色しており、正確に測定できることを確認しています。

※他にも多くの色彩色差計がありますが、異なる機種の測定値は一致しないことが知られています。そのため、別の機種で測定した結果は互いに比較できないことに注意しましょう。

❶ 咀嚼チェックガムを噛んでもらいます。

↓

❷ 口から取り出した咀嚼後のガムを、ガラス板を用いて圧接します。

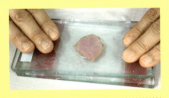

↓

❸ 色彩色差計で、ガムの中心部と前後左右の計5ヵ所を計測し、表示されたL*、a*、b*値を下記の式に代入して計算します。

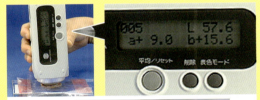

$$\Delta E = \sqrt{(L^* - L^*_0)^2 + (a^* + a^*_0)^2 + (b^* - b^*_0)^2}$$
(L^*_0、a^*_0、b^*_0：咀嚼前のガムのLab値)

※実際に使用する色彩色差計で、あらかじめ咀嚼前のガムを測色しておきます（その際ガムの表面についている粉はできるだけ取り除く）

↓

> ΔE35以下 ⇒ 咀嚼能力が低いと判定

❹ 判定結果を記録し、現状の説明や過去の判定との比較、モチベーションアップを図ります。

図4 色判定の方法　※筆者の所属における方法

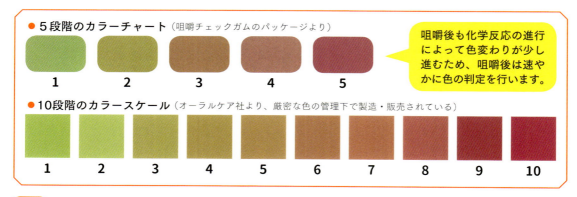

図5 咀嚼能力評価で用いる色見本

表1 咀嚼能力測定時のガム咀嚼数の目安
※筆者の所属における目安

健常有歯顎者	➡ 60回
全部床義歯装着者	➡ 100回
未就学児（健常者）	➡ 1/3量を60回

特に色見本（**図5**）を用いた方法は、視覚的に近い色を選ぶだけで、誰でも簡単に咀嚼能力を評価することができますし、患者さんへの説明もしやすくなります[3]。ただ、色変化には化学反応が利用されているため、咀嚼後も化学反応の進行により、わずかながら色変わりが進みます[4]。そのため、咀嚼後は速やかに色の判定をする必要があります。

こうした簡便な方法で、かつ通販サイトなどで試料を手に入れやすいとなると、研究機関や歯科医院だけでなく、歯科の専門家が不在の場でも咀嚼能力評価を行うことができることになります。学校や企業などの集団検診、地域の健康増進イベント、また一般家庭でセルフケアの一環として使用し、患者さん自身やご家族の健康管理に役立てるなど幅広いシーンでの使用が想定されます。

誰にでも使える（対象者を問わない）

咀嚼チェックガムは、小児や全部床義歯装着者から健常有歯顎者まで、さまざまな口腔内状態に幅広く使用可能です。アレルギー物質27品目は使用しておらず、ミックスフルーツ味で多くの人にとって好ましい味であると思います。

なおいずれの判定方法についても、健常者なのか、義歯をつけているのか、子どもなのか、患者さんの特徴別に咀嚼してもらう回数が変わるため注意が必要です（**表1**）。

全部床義歯装着者の場合でも、義歯への付着性が低く軟らかいため咀嚼可能です[2]。また咀嚼が進んでも一塊であり簡便に咀嚼できるため、幼稚園児[5,6]や高齢者[7]にも適用できます（ただしガムの咀嚼に不慣れな小児や、誤嚥の恐れのある高齢者などに咀嚼してもらうときは、事故のないよう注意する必要があります）。

咀嚼チェックガムは、こうやって使う！

　本稿では、咀嚼チェックガムを開発し研究を行う当分野が、標準として推奨している方法を紹介します。臨床では、評価目的や使用状況に応じて適宜カスタマイズし、最適な方法で使用することをお勧めします。

1．咀嚼前の準備

- 咀嚼チェックガムについて説明後、口腔内をできるだけ中性に近づけるため、実施前に15秒間の洗口を行います。

［注意］
食後およびブラッシング後30分間は、測定を避けましょう（食べたもの、歯磨剤やブラッシング時の出血などによる影響を排除するため）。また連続測定も避けてください（短時間で連続して咀嚼すると2回目により高値になりやすい）。

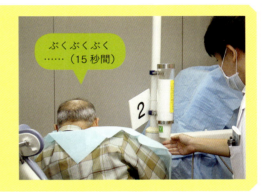

2．咀嚼開始

- 推奨咀嚼回数
  - 通常：60回
  - 全部床義歯装着者など、著しく咀嚼能力が低下している者：100回
  - 未就学児：1/3量のガムを60回
- 1秒に1回のペースで咀嚼してもらいます。
- 「上下の歯がしっかり付くまで噛んでください」などと、咬頭嵌合位まで毎回噛むように指示します。

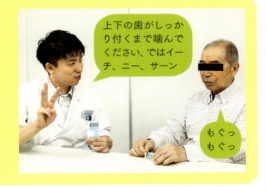

3．色判定

- 色見本、色彩色差計（89ページ図4参照）のいずれかにしたがい、色判定を行います。
- 咀嚼能力がどのレベルかを記録し、患者さんに伝えます。
- 現状の説明や過去の判定との比較、今後に向けたモチベーションを行います。

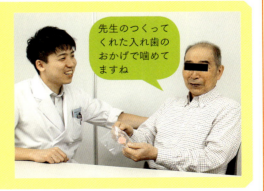

［参考文献1，2，5より作成］

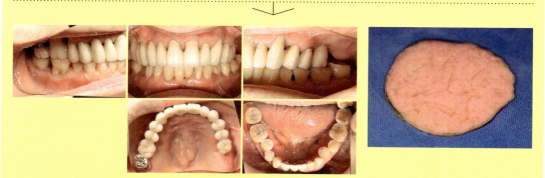

歯周治療・補綴治療の前後で咀嚼をチェック！

歯周病の進行により、歯に動揺があります。患者さんから「歯が動いて噛みにくい」という主訴はあったものの、ΔEは41.2、カラースケール値は8で、咀嚼能力は正常範囲でした。

歯周治療・補綴治療後。ΔEは49.3、カラースケール値は9と改善が認められました。患者さんの主観からも満足してもらえましたが、数値的にも改善していることでより高い満足度を与えることができました。

図6　咀嚼チェックガムの補綴治療への適応

60回咀嚼後のガムの色変わり変化量（ΔE）、10段階カラースケール値の結果を補綴治療の前後で比較したところ、治療によって咀嚼能力が上がったことが簡単にわかり、患者さんにもわかりやすく伝えることができました。

また、健常有歯顎者など咀嚼能力が高い人にも適用できるようにするために、咀嚼チェックガムでは化学反応を利用し、色変わりがなかなか完了しないように調整しています[2]。

緑から赤へと、患者さんにとってもわかりやすい、親しみやすい変化で評価が可能であるため、患者教育やコミュニケーションツールとしても有用です。

いろいろな使い方、あります。

● 補綴治療時の使い方

補綴治療の大きな目的のひとつに、咀嚼能力の改善がありますが、従来の歯科医療では咀嚼能力は術者、患者さんの主観により評価されてきたのではないでしょうか。

咀嚼チェックガムは、対象者を問わず誰にでも簡単に使用できるため臨床の現場で

部分床義歯・全部床義歯の再製作前後で咀嚼をチェック！

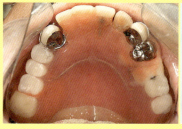 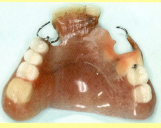 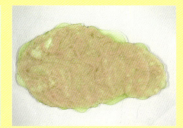

増歯修理が行われ、かつ長年使用された義歯で、不適合かつ人工歯が咬耗していました。ΔEは18.2、カラースケール値は3でした。ただ患者さん自身は「入れ歯ならこんなものだろう」と考え、咀嚼能力を改善したいとの訴えはありませんでした。

↓

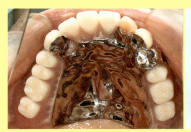 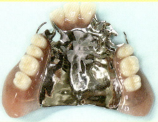 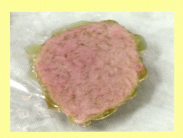

再製作した義歯。ΔEは36.4、カラースケール値は7でした。術前より大きく回復し、健常有歯顎者でも正常と判断される値となりました。治療前後の咀嚼チェックガムの色の違いから、咀嚼能力、口腔内の健康に対する患者さんの意識を高めることができました。

活用し、咀嚼能力を客観的な数値で表すことができます（図6）。患者さんにもわかりやすい色の変化があるという利点を生かして、補綴治療への満足度や口腔への健康意識を高める一助となります。

● 未就学児への使い方

咀嚼チェックガムは、軟らかく咀嚼が簡単であること、咀嚼後もばらばらにならず一塊であること、味が甘くておいしい（ミックスフルーツ味）こと、子どもでもわかりやすい色の変化があるといった特徴があるため、指示を理解するのがむずかしい未就学児にも、比較的適用しやすいと考えます。

実際に、東京都内2ヵ所の保育施設において259名の4～6歳児に1/3量を60回咀嚼してもらったところ、全員問題なく咀嚼することができました（次ページ図7）[5, 6]。ただし、今までにガム咀嚼経験のない児童は不当に低く評価される傾向があり、適切な評価とするためには、ある程度ガム咀嚼に慣れている必要があると考えられました。

また同研究では、カラースケール評価値、色彩色差計評価値ともに値が広く分布しており、咀嚼能力が高い児童から低い児童まで評価を行うことができました。なかでもカラースケールを用いた方法は、一般家庭で保護者と一緒に使うことも可能であるため、今後さまざまな場面での利用が期待されます。

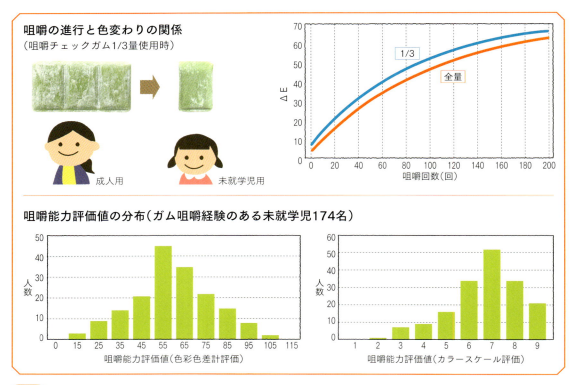

図7 咀嚼チェックガムの未就学児への適応

未就学児に咀嚼チェックガムを噛んでもらう場合、成人の1/3量が適量と考えました。しかし色変わりがどう進むか明らかでなかったため、成人6名が1/3量のガムをさまざまな回数で咀嚼し色変わりについて検討した結果、全量のガムよりやや早く色変わりが進むものの、同じ傾向を示すことがわかりました（上グラフ）。また実際に未就学児に1/3量のガムを用いて判定を行ったところ（下グラフ、ガム咀嚼経験のある174名の結果で作成）、カラースケール評価値、色彩色差計評価値ともに広く分布し、咀嚼能力が高い児童から低い児童まで評価が可能でした。［参考文献5，6，8より作成］

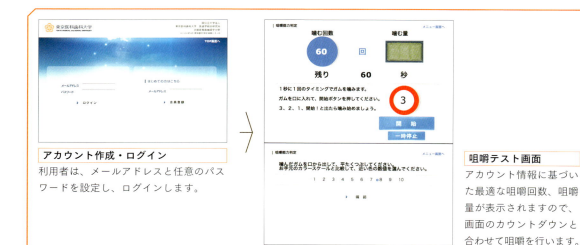

図8 咀嚼チェックガムを自宅で使えるWebシステム

筆者らが開発したオンラインシステム。歯科医院だけでなく、自宅でも噛む力をモニタリングすることができます。

専用のWebシステムで、セルフケアも支援しています。

　カラースケールを用いた咀嚼能力判定は、誰でもどこでも咀嚼能力を評価することができるため、将来的には、患者さんが自身やご家族の咀嚼能力を定期的に評価して、健康管理に役立てることも期待されます。筆者らは、そのようなセルフケアを支援するためのオンラインのWebシステムを開発しています（**図8**）[9]。

　こうした手軽で咀嚼能力評価の継続に負担のないモニタリング方法の開発が、今後ますます咀嚼能力アップに寄与できるものと考えます。

Part2-5　参考文献

1. 濵 洋平, 金澤 学, 駒ヶ嶺友梨子, 山賀栄次郎, 水口俊介. 小児から高齢患者まで大活躍！ 簡単にできる咀嚼能力評価. the Quintessennce 2014;33(11):46-56.
2. Hama Y, Kanazawa M, Minakuchi S, Uchida T, Sasaki Y. Properties of a color-changeable chewing gum used to evaluate masticatory performance. J Prosthodont Res 2014;58(2):102-106.
3. Hama Y, Kanazawa M, Minakuchi S, Uchida T, Sasaki Y. Reliability and validity of a quantitative color scale to evaluate masticatory performance using color-changeable chewing gum. J Med Dent Sc 2014;61(1):1-6.
4. 山賀栄次郎, 金澤 学, 内田達郎, 駒ヶ嶺友梨子, 濵 洋平, 堀江 毅, 水口俊介. 咀嚼後の保管方法が色変わりガムの咀嚼後経時的色変化に与える影響. 日咀嚼会誌 2013;23(2):75-80.
5. 濵 洋平, 金澤 学, 久保田チエコ, 鈴木啓之, 天海徳子, 細田明美, 駒ヶ嶺友梨子, 大久保 舞, 水口俊介. 未就学児童における咀嚼能力関連因子の検討. 日咀嚼会誌 2015;25(2):90-91.
6. Hama Y, Hosoda A, Komagamine Y, Gotoh S, Kubota C, Kanazawa M, Minakuchi S. Masticatory performance-related factors in preschool children: establishing a method to assess masticatory performance in preschool children using colour-changeable chewing gum. J Oral Rehabil 2017;44(12):948-956.
7. Murakami M, Hirano H, Watanabe Y, Sakai K, Kim H, Katakura A. Relationship between chewing ability and sarcopenia in Japanese community-dwelling older adults. Geriatr Gerontol Int 2015;15(8):1007-1012.
8. 天海徳子, 濵 洋平, 金澤 学, 駒ヶ嶺友梨子, 久保田チエコ, 鈴木啓之, 細田明美, 大久保 舞, 水口俊介. 色変わりガム1/3片咀嚼時の色変わりについて. 日咀嚼会誌 2015;25(2):104-105.
9. 濵 洋平, 内田達郎, 金澤 学, 佐藤佑介, 駒ヶ嶺友梨子, 山賀栄次郎, 水口俊介. 咀嚼力判定ガムのためのインターネットシステムの構築. 日咀嚼会誌 2012;22(2):160-161.

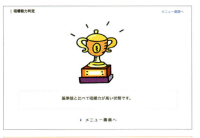

咀嚼後の数値入力
咀嚼後は専用の色見本を用いて判定を行い、Webシステムに判定結果を入力します。するとアカウント情報や前回の評価結果に対応して、判定結果に対するフィードバックが表示されます。

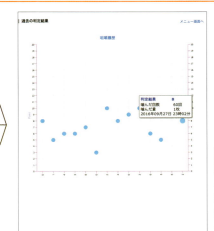

咀嚼テスト結果のアーカイブ
入力した判定結果は記録され、咀嚼能力評価値の履歴をいつでも確認できます。

PART 2-6
評価・指導の実際①
一般歯科医院での咀嚼機能評価と指導

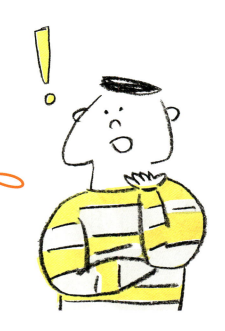

咀嚼に問題のある患者さんに、多様な対応ができる歯科医院になろう。

　咀嚼運動は、顎関節と口唇、舌が協調性を保ちながら動くという複雑かつ巧緻性の高い運動です。また運動だけでなく、咀嚼が不要なものは咀嚼をせず咽頭に送り込まれ、粉砕が困難な食べものは咀嚼回数が増加し、咀嚼・食塊形成された順に咽頭へ送り込まれるなど、感覚の関与も大きいものです。

　咀嚼障害の原因は多岐にわたります。重症度も、「咀嚼障害が誤嚥や窒息を引き起こす」など生命予後にかかわる重症例から、「舌や頬を噛んでしまう」などの軽症例とさまざまです。口腔内で複雑に行われる咀嚼は、患者さん本人の自覚以外にこうした咀嚼障害の兆候を確認することが困難です。継続的に口腔内を診ていく歯科医院で早期発見し、直接患者さんやご家族に咀嚼の重要性を説くことが大切です。

　一般歯科医院の来院患者さんでは、口腔腫瘍術後症例などを除き軽症の方が多いと推測されますが、本稿では、開業歯科医院にとって必要と思われる対応法について、重症化予防を含め説明していきます。

まずは咀嚼機能の評価を。

　問診、視診、触診を駆使して評価を行い、対応法を決定していきます。

◉ 問診
基礎疾患の有無と種類
　咀嚼障害を引き起こす原因疾患はさまざまありますが、疾患により対応法が異なるため、原因疾患、発症時期、治療内容を確認します。必要に応じ、担当医師と連携します。

全身状態
　咀嚼・嚥下障害が初発症状となる疾患もあるため、体調の悪化、咀嚼・嚥下以外の生活上に困難が生じる症状の有無を確認します。まれですが、神経内科への紹介が必要な場合もあります。

PART 2-6 評価・指導の実際① 一般歯科医院での咀嚼機能評価と指導

図1 食事記録表

食事にかかる時間や咀嚼しにくかったものなどを1週間程度記載してもらうことで、患者さんの食事内容を把握します。体温は誤嚥による発熱がないかを確認するために毎日記入していただきます。

（図は「飲み込みにくい、咬みにくい」が主訴の82歳女性患者さんの食事記録表）

食事内容と咀嚼困難な食品の把握

患者さんの咀嚼能力に合わない、食べにくいものが日常の食卓に出ていないか、食べたくても避けざるを得ない食材が出ていないか、食事に要する時間が長くなっていないか、摂取ができているように見えて液体で流し込んでいないかについても問診で把握する必要があります。咀嚼が困難だと摂取できるものが限られ、食事が煩わしくなることもありますから、食欲や体重減少の有無も確認しましょう。

食事記録表を患者さんやご家族、介護者に記載してもらい、そのなかでも咀嚼が困難な食べものの名称に○をつけてもらうなど、実際の食事内容と困難度を把握できるようにします（図1）。

● 視診、触診

歯数・歯科疾患

う蝕や歯周病などが原因で、咀嚼が困難となる場合も少なくありません。疼痛を引き起こすような歯科疾患がないかを診ます。

義歯の適合

不適な義歯は咀嚼・嚥下障害の原因となるため、維持、支持、把持や咬合位を確認します。床縁が長すぎると舌や頬の動きを妨げることもあるため、注意しましょう。

口唇の動き

感覚や運動に障害がある場合、咀嚼時に食物の取り込みや保持ができなくなります。上口唇・下口唇とそのそれぞれの左右側の感覚や運動を確認します。感覚の確認は、意思疎通が可能な場合は、手指やミラーの柄の先で口唇を触り、触られた感覚に上

表1 刺激時唾液分泌量検査の種類と判断基準

ガム法
10分間ガムを咀嚼して吐き出された唾液量を測定する。
→ 10ml／10分以下で分泌量低下と判断

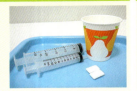

サクソン法
乾燥したガーゼを2分間咀嚼して、吸湿した唾液量を測定する。
→ 2g／2分以下で分泌量低下と判断

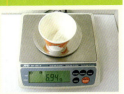

下左右で差があるかを聴取します。運動の確認では、開口や口唇の突出、口角を引いた際に可動域や動きのスムーズさに左右差がないかを診ます。

また口腔前庭に指を入れて口唇を引っぱり、低緊張・過緊張の有無を確認します。流涎の有無も重要な情報となります。

頬の動き

咀嚼時に口腔前庭に食塊を落とさないために、また落ちた食塊を臼歯の咬合面に乗せるために、頬は重要な役割を果たします。感覚と運動の確認は口唇と同様に行います。また唾液の貯留、食渣やプラークの付着があれば動きが悪いと推測します。

舌の動き

舌は、咀嚼時に食塊を咬合面に乗せたり食塊をまとめるために、複雑な運動をします。感覚の確認では、手指やミラーで上から舌をこするように触り、それに対する舌の動きに左右差があるか、可動域に制限がないかを確認します。運動の確認は手指で舌を押し、適切な押し戻しの弾力があるかどうか確かめます。さらに舌を突き出してみたり、左右に動く運動を指示して可動域を観察します。舌を口腔前庭に入れ、一周回してもらうことでも舌の巧緻性を推測することができます。動きが悪ければ、咀嚼機能低下の要因となります。

なお口腔腫瘍術後症例では、残存舌や皮弁のボリュームが重要となります。

唾液量

咀嚼するには食べものが口の中でまとまる必要がありますが、服用薬剤の副作用や放射線治療、シェーグレン症候群などで唾液が少ないと食べものが口腔粘膜に貼りつき、まとめることが困難になります。

そこで、ある程度の咀嚼が可能な症例では刺激時唾液分泌量を測定します（**表1**）。患者さんに一定の時間ガムやガーゼを噛んでもらって分泌された唾液を、口の中に溜まるたびに吐き出してもらい、その唾液量を測定するというものです。なお義歯装着者の場合、ガムの貼りつきを予防するために保湿剤などを塗布することもあります。

こうした方法による唾液分泌量の測定が困難な場合は、口腔内が湿潤状態にあるかを観察し、乾燥が強いと異常と判断します。

◉ 咀嚼観察

実際に患者さんが食物を咀嚼している場面を観察します。咀嚼中は以下の項目を確認し、不可能であれば異常とみなします。

- 取り込んだ食べものを舌で臼歯部の咬合面に乗せられているか
- 咀嚼リズムは整っているか
- 下顎や舌の側方運動が見られるか

また嚥下直前に一度開口してもらい、以下の項目を同じように確認します。

- 口の中の食物が粉砕されているか
- 口の中の食物がまとめられているか

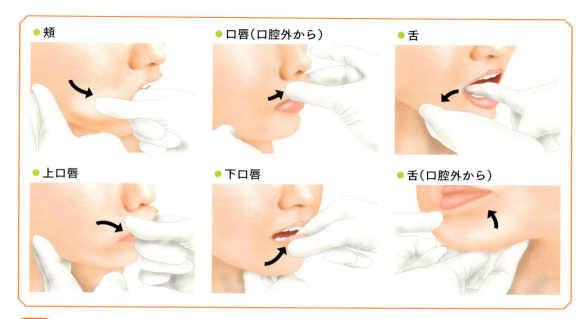

図2 口腔マッサージ例

口腔内外からアプローチします。3〜10回×1〜3セット行いますが、患者さんによって継続可能な範囲を指示します。

咀嚼機能低下と、機能低下予防に効く各種対応とは。

咀嚼能力低下への予防や対応方法には、大きく分けて以下の4種類があります。
- 間接訓練（食べものを用いずに咀嚼にかかわる器官を鍛え、機能を維持向上する）
- 直接訓練（食べものを用いて咀嚼にかかわる器官を鍛え、機能を維持向上する）
- 食支援（安全に低負担で咀嚼・嚥下できるよう、環境や食品に工夫をする）
- 補綴装置の装着（器質的な欠損や可動域の制限を装置で補う）

訓練は来院時だけでなく、自宅等で行うことのできるものを指導します。以下、各種対応について解説していきます。

● 間接訓練
マッサージ

咀嚼には頬や舌の巧緻性の高い動きが必要であり、そのためには過度の緊張も弛緩も不利となります。マッサージの目的は硬いところは「ほぐす」、弛緩しているところは「刺激する」ことです。加えて、唾液分泌促進や意識レベル改善などといったさまざまな効果もあります。

実際には手指や歯ブラシやスポンジブラシなどを用いて他動的に頬や口唇、舌の筋肉を動かしていきます。このとき、口腔内外からアプローチをします（図2）。

関節可動域訓練（ROM訓練）

最大可動域まで、頬や舌を他動的または自動的に動かす訓練です。実際の咀嚼運動ではあまり起こらない最大可動域までの動きをとることで、関節とその周囲筋のストレッチ効果を期待するものです。訓練では、最大可動域まで動かしてから直後に戻すのではなく、その状態を5〜10秒保持することで効果が高まります（次ページ図3）。

咀嚼関連筋機能訓練（MFT）

舌や口腔周囲筋に負荷をかけた状態で、患者さんに自発的に口を動かしてもらう訓

- 口唇のROM訓練

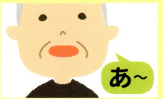
1. 大きく開口する（アーの口）

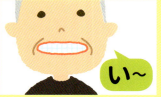
2. 口角を大きく引っ張るように動かす（イーの口）

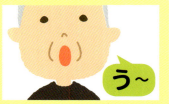
3. 口唇を突出させる（ウーの口）

- 頬のROM訓練

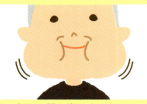
1. 大きく頬を膨らませる

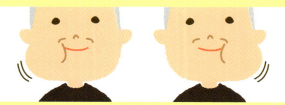
2. 膨らみを左右に移動させる

- 舌のROM訓練

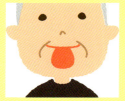
1. 舌を突出させる

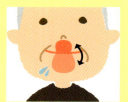
2. 突出させた舌を大きく上下に動かす

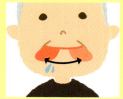
3. 突出させた舌を大きく左右に動かす

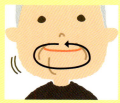
4. 舌を口腔前庭に入れ大きく一周回す

図3 関節可動域訓練（ROM訓練）

可動域の限界いっぱいまで頬や舌を動かす運動療法です。関節拘縮の予防や正常な関節可動域の維持に役立ちます。3〜5回×1〜3セット行いますが、患者さんによって継続可能な範囲を指示します。

練です（**図4**）。咀嚼時に疲れるなど、高齢者などでは口腔周囲筋の筋力が衰えがちであるため、その力を補うために行います。

大きくうがいを行う

咀嚼では口唇や顎、舌がそれぞれ異なる動きをする必要があるため、同じように各器官が異なる動きをするブクブクうがいを大きく行うことも有効な訓練となります。ただし咽頭期に障害がある場合は、水分の誤嚥に留意する必要があります。

呼吸訓練

呼吸は咀嚼に直接関与しませんが、嚥下時にはしっかり止める必要があります。咀嚼に時間がかかると、食塊が咽頭に送り込まれるまでに時間がかかって呼吸と嚥下のタイミングが取りにくくなり、それが誤嚥につながるため、呼吸を止めるときに余裕があることが望ましいのです。呼吸関連器官を鍛えるには、深呼吸、シルベスター法、体幹の捻転などの訓練を行います（**図5**）。

PART 2-6　評価・指導の実際① 一般歯科医院での咀嚼機能評価と指導

図4 咀嚼関連筋機能訓練（MFT）

咀嚼時に疲れるなど、口腔周囲筋の筋力が衰え気味の患者さんが筋力を補うためのもので、患者さん本人だけでも介助ありでも実施可能です。5～10秒間3～5回×1～3セット行いますが、患者さんにより継続可能な範囲を指示します。

● 口唇の筋機能訓練（ボタン訓練法）

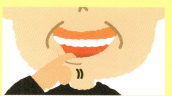

1. 指を口腔前庭に入れ、軽く抵抗するくらいの力で外側に引っ張り、その状態で口唇を閉鎖させる

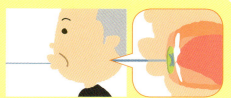

2. フロスを通した1～2cmのボタンを口腔前庭に保持させ、綱引きのように糸を引っ張る

● 頬の筋機能訓練

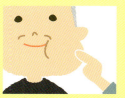

1. 頬を膨らませてもらい、外から手指で押しつぶすように圧迫する

● 舌の筋機能訓練

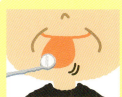

1. 突出させた舌尖をミラーやスプーンで軽く押し、それを舌尖で押し返す

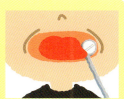

2. 同様に舌背や舌の側縁を軽く押し、押された舌の面で押し返す

図5 呼吸訓練

呼吸のタイミングをはかったり、それを可能にする筋力をつける訓練が必要となります。このほかにも、呼吸時に胸郭を広げるのに肋間のしなやかさが必要であるため、体幹をひねるなどのストレッチを行います。

● 深呼吸の誘導方法　大きく鼻から吸い、口からゆっくり吐く。吸気が困難な場合は、しっかりと呼気するよう指示すれば、深呼吸を促しやすい。

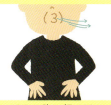

1. 手をお腹に軽く添え、呼気時は手で軽くお腹を圧迫する

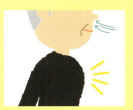

2. 吸気時は、お腹への圧迫を開放し、胸を張る

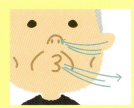

3. 吸気は鼻から大きく、呼気は口をすぼめてゆっくりとしてもらう

● シルベスター法　吸気時に腕を挙上し、呼気時に腕を下げる胸部の筋肉ストレッチ。20～35cc程度胸郭が広がり、肋間筋を鍛え呼吸機能を高める。

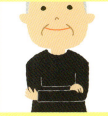

1. 右手で左腕のひじより上を、左手で右腕のひじより上をもつ

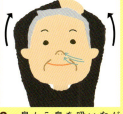

2. 鼻から息を吸いながら両腕を上げる

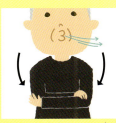

3. ゆっくり口から息を吐きながら両腕を下げる

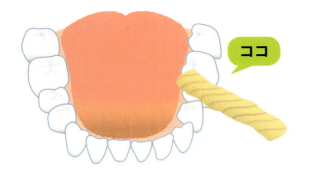

図6 訓練時に食べものを置く位置

舌の動きが悪く、臼歯部の咬合面に食物を乗せられない場合、その工程を省くため、臼歯部の咬合面に徒手的に食べものの先端を置きます。

◉ 直接訓練

直接訓練は食べものを用いるため、誤嚥や窒息のリスクを考慮しながら行います。

誤嚥・窒息の可能性が低い場合

患者さん本人だけでも、介助ありでも行うことができます。

- 棒状のスナック菓子(サッポロポテトやかっぱえびせんなど)を手にもち、臼歯部咬合面に乗せ、咬合させます(**図6**)。
- プリンやゼリーなど丸飲みできる食べものをスプーンや箸で小臼歯や大臼歯部に乗せ、咀嚼・嚥下を促します。

誤嚥・窒息の可能性が高い場合

介助者が行います。

- グミやせんべい、スルメなど噛んでいるうちに味の出てくる食品をガーゼにくるみ、小臼歯や大臼歯に乗せ咬合させます(嚥下はさせない)。

その他

- **舌の筋機能訓練**:甘くて患者さんのモチベーションが上がり、かつ手で持つことができる棒つき飴を用いて舌の筋機能訓練(前ページ図4参照)を行います。思いがけず患者さんが飴を噛み切ってしまわないよう注意します(いつもバリバリと噛み切る癖のある患者さんには不適応)。
- **咀嚼の意識化**:通常、咀嚼は無意識に行われていますが、咀嚼時の顎や舌、頰、口唇の動きの説明を受け、咀嚼時の自分の口唇・頰・舌・顎の動きや咀嚼時の食べものの形の変化を理解することでスムーズに咀嚼できることがあります。

◉ 食支援

食支援は、認知症など訓練が困難な方への対応として、必須の考え方です。

食事内容の見直しと変更

咀嚼しやすい、あるいは咀嚼が不十分でも口腔内への残留や誤嚥・窒息しにくい食べものを患者さんと介護者に伝え、口腔機能、嚥下機能に適した食事を提供してもらいます。好きな食べものは早食いしてしまい、十分な咀嚼のないまま嚥下しやすいため、調理方法の工夫やその方法をお伝えしましょう。場合によっては栄養士との連携も必要となります。また逆にその患者さんにとって咀嚼が困難なものをあらかじめ伝えておき、食材の使用を再考してもらうとよいでしょう。

交互嚥下

咀嚼が不十分な場合、食べものが口腔内や咽頭に残留しやすくなります。この残留食物が予期しないタイミングで咽頭から先へ流れると、誤嚥しやすくなります。食べものの硬さやまとまりやすさ、水分量の違いで残留のしやすさが決定されるため、ばらつきやすかったり水分の少ない硬い米飯や食パンのような残留しやすい食べものと、水分が多く残留しにくい食べものを交互に摂取することで、全体の残留食物を少

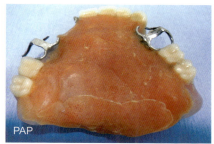
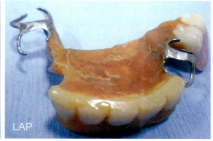
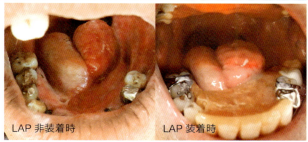

図7 舌接触補助床（PAP/LAP）

上顎用のPAPは、舌と口蓋の接触圧を高めることでアンカーとして利用し、咬頭圧を高める効果を期待して用います。一方下顎用のLAPは、基質的に欠損している死腔を装置で補うことで、口腔腫瘍術後の残存舌では届かない口腔底に食品が落下しないようにするなどの効果があります。

なくし、誤嚥のリスクを下げることができます。これを患者さんや家族に伝え、食事記録表などで確認していきます。

咀嚼・嚥下を補助する補綴装置の装着

舌接触補助床（PAP：palatal augmentation prosthesis、LAP：lingual augmentation prosthesis）は、舌と口蓋が接触しにくい、接触していても接触圧が弱い、臼歯部の咬合面に食べものを乗せにくい患者さんに対して用います（図7、PART2-4図2参照）。器質的な欠損を生じている口腔腫瘍術後の患者さんに有用となる場合が多くなります。

ただし、適切な補綴装置の作製と使用（脱着、清掃など）には患者さんの協力も必要となるため、意思疎通が不可能な認知症患者さんなどには適応が困難となります。

また、補綴装置の装着によって、かえって咀嚼・嚥下が困難となる患者さんもいるため、適応を見極めることが重要です。

ここまで咀嚼障害への対応を述べてきましたが、一般歯科医院におけるもっとも重要な対応は、従来の適切な補綴治療です。不適切な補綴物は咀嚼障害の原因という認識をつねにもっておきましょう。健康な方であれば、咀嚼能力や嚥下機能の予備力も高いため、たとえ不適切な補綴物でも使い続けられるでしょうが、高齢化や疾患発症により予備力が低下するにつれ、咀嚼障害や嚥下障害を生じる可能性が高くなります。そうした咀嚼障害・嚥下障害の早期発見のため、定期的に患者さんの食事内容などを確認していく必要があると考えます。

Part2-6 参考文献

1. 野原幹司．摂食嚥下機能評価時の観察ポイント・検査．In：訪問歯科診療ではじめる摂食嚥下障害へのアプローチ．植松 宏（監修），戸原 玄，野原幹司，石田 瞭（編著）．東京：医歯薬出版，2007,34-57.
2. 尾本和彦．摂食指導・訓練の実際．In：障害児者の摂食・嚥下・呼吸リハビリテーション その基礎と実践．金子芳洋（監修），尾本和彦（編）．東京：医歯薬出版，2005;247-296.
3. 奥野健太郎，野原幹司，佐々生康宏，阪井丘芳．下顎に装着する嚥下補助装置が有効であった舌悪性腫瘍術後の3症例．日摂食嚥下リハ会誌 2010;14(3):279-287.

PART 2-7

評価・指導の実際②
訪問歯科診療における咀嚼機能評価と摂食嚥下指導

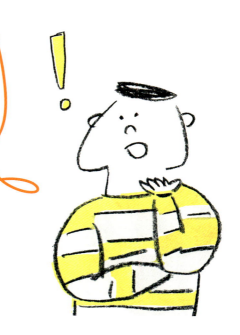

訪問歯科診療の現場は、患者さんの生活の場。

訪問歯科診療では、要介護高齢者や在宅障がい者など、日常の生活に介護を要する者やつねに床上生活を送っている患者さんが評価や指導の対象となります。要介護の原因となる基礎疾患は、脳血管疾患、認知症、神経筋疾患などが主であり、これらの疾患は摂食嚥下や咀嚼に関連するさまざまな器官の機能低下を引き起こします。

要介護高齢者は、食物を口に運び、唾液と混ぜ、咀嚼により食塊を形成し嚥下するいわゆる摂食嚥下の一連の過程がうまくできないことがあります。これは咬合状態の崩壊とは別に、摂食嚥下・咀嚼諸器官の感覚運動障害が原因のひとつとなっています。

当然このような摂食嚥下・咀嚼障害は、高齢者の主たる死因のひとつである誤嚥性肺炎につながります。訪問歯科診療では、患家や福祉施設が医療の場ではなく患者さんの生活の場であることを念頭におき、患者さんの生活やその場に即した対応をとら

なければなりません。たとえば要介護高齢者の食事場面で、十分に噛めていないからといって安易に食形態をすべてミキサー状にするのではなく、患者さんや介助者の負担を最小限にし、患者さんを取り巻く環境や人的資源に配慮したうえで、実現可能な方策を提示することが求められます。

摂食嚥下・咀嚼機能障害には分野を超えたアプローチを。

訪問診療を行う歯科医師・歯科衛生士は、まず、チーム医療について理解するべきです。地域医療において、医療スタッフによるチームの形態は、トランスディシプリナリー（trans-disciplinary：各専門家が分野の壁を超えて問題解決のために総合的・多角的に、また状況に応じて行うアプローチ）が望ましくなります[1]。

地域医療では、病院のようにすべての医療スタッフが患者さんにかかわれる状況ではありません。そこでトランスディシプリナリーの考えに基づく、医療者の役割が状

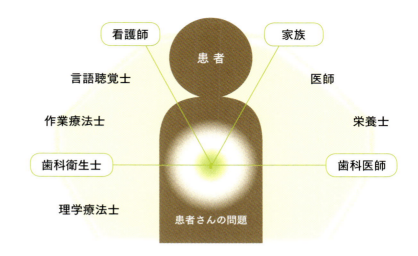

> **図1** 訪問歯科診療における「トランスディシプリナリーチーム」の例
>
> 訪問歯科診療の現場において、患者さんを取り巻く人材が◯で囲まれた者のみの場合、その状況に応じて不在職種の役割を自らが実施することが求められます。また、こうした治療にかかわる多職種への指導・教育も必要となってきます。

況に応じて変動する「トランスディシプリナリーチーム」で対応すると、患者さんへの対応を切れ目なく行うことができます（**図1**）。

たとえば、歯科医師が摂食嚥下や咀嚼機能の評価を行って訓練を指示する場面を想定すると、歯科衛生士の訪問時のみに行われる訓練では、十分な効果が得られないかもしれません。そこで、訪問看護師や施設職員にも訓練方法を指導し、訓練回数を増やすようにコーディネートすることも、歯科医師の大切な役割になります。

訪問歯科診療においては、このようなチームアプローチによる協働が、介入の成功に影響することを知っておきましょう。

脳血管疾患・認知症の摂食嚥下障害・咀嚼機能障害の特徴を知っておこう！

現在の日本で訪問歯科診療の対象となる患者さんは、脳血管疾患、認知症、神経筋疾患などを主要因とした要介護高齢者が多くなります。われわれ歯科医療者が訪問歯科診療を行う際には、患者さんが要介護となった主因についても知識を備えておく必要があります。

以下に、摂食嚥下障害の頻度が高い脳血管疾患と、近年急速に増加している認知症高齢者について、機能低下の観点から摂食嚥下障害・咀嚼障害の特徴と評価のポイントについて述べます。

◉ 脳血管疾患の摂食嚥下障害・咀嚼機能障害

脳血管疾患後の咀嚼や口腔運動障害は、単純に麻痺で噛めないというものではなく、脳血管の障害部位によって出現する症状が異なります。こうした機序を知っておくと、通院・在宅の別なく脳血管疾患の既往がある患者さんの麻痺や咀嚼障害の傾向を理解し、その状態に即した多様な対応、あるいは多職種とのスムーズな協働を行うことができます。

次ページに中枢神経系と末梢神経に分けて図解します（**図2、3**）。

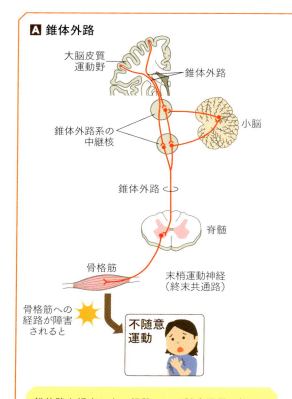
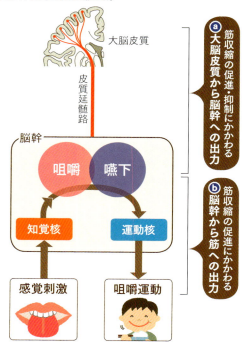

図2 摂食嚥下・咀嚼障害に関係する中枢神経系の伝達経路と障害部位

脳血管疾患で中枢神経系が障害された場合、このようなメカニズムで咀嚼機能障害が起こり、多様な症状を呈します。多職種や家族との情報交換や、既往について問診した際にこうした中枢神経系と麻痺につながるメカニズムを知っておくと、咀嚼訓練や嚥下訓練の立案や患者さんの問題解決に役立ちます。

図3 摂食嚥下・咀嚼にかかわる末梢神経と、障害部位別にみる摂食嚥下・咀嚼障害

顎・顔面・口腔の運動機能は主として三叉神経、顔面神経、舌下神経に支配されています。障害されると、それぞれの神経によって咀嚼の問題が生じます。

PART 2-7　評価・指導の実際② 訪問歯科診療における咀嚼機能評価と摂食嚥下指導

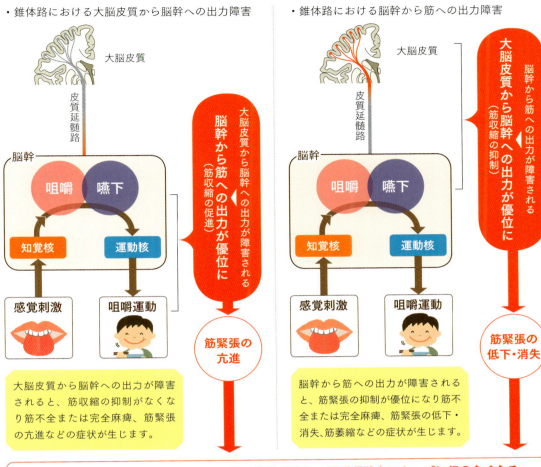

- 錐体路における大脳皮質から脳幹への出力障害
- 錐体路における脳幹から筋への出力障害

大脳皮質から脳幹への出力が障害されると、筋収縮の抑制がなくなり筋不全または完全麻痺、筋緊張の亢進などの症状が生じます。

脳幹から筋への出力が障害されると、筋緊張の抑制が優位になり筋不全または完全麻痺、筋緊張の低下・消失、筋萎縮などの症状が生じます。

筋活動が低下して廃用性萎縮や顎関節の拘縮が生じ、咀嚼運動をスムーズに行えなくなる

例：横方向の咀嚼（すりつぶし）ができず、上下方向の咀嚼のみになってしまうことで食塊形成不良や開口制限などが生じる

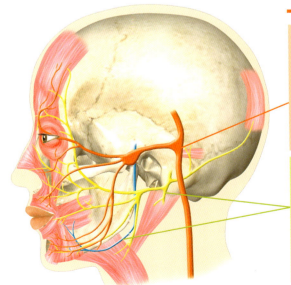

━━ 三叉神経　━━ 顔面神経　━━ 舌下神経

三叉神経の咀嚼筋枝が障害された場合

咀嚼筋の運動障害により、開口・閉口障害や顎位を安定できないなどの症状が生じます。

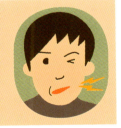

顔面神経、舌下神経が障害された場合

口唇閉鎖不全、頬や舌の運動障害、唾液分泌低下などが生じ、咀嚼運動が可能でも食べこぼしや食塊形成が不十分になることがあります。

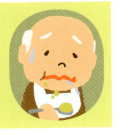

表1 認知症に関する摂食嚥下・咀嚼の特徴

● 認知症のタイプ別

アルツハイマー病	認知や理解力、思考や情報処理のスピードが低下するため、食事そのものを理解できない、食事開始までに時間がかかることがある。初期のステージであれば、食事を開始すると咀嚼や嚥下の運動は比較的スムーズなことが多い。
脳血管性認知症	他のタイプと比較して、口腔の感覚や運動に障害があることが多い。脳血管疾患が原因で起こるため、障害の特徴は前述（105ページ本文、図2）に準じる。
レビー小体型認知症	動作緩慢や姿勢の傾きなど、パーキンソン症状（狭義の錐体外路症状）をともなうことが多い。アルツハイマー型と異なり、食事開始までは比較的スムーズであるが、食事の口への摂り込みや咀嚼から嚥下までの動作が緩慢で、食事時間が延長する傾向にある。薬剤過敏性を示すことがあり、そのためせん妄や傾眠傾向を呈する場合、食事開始までに時間を要する。
前頭側頭型認知症	決まった行動や場所を好むため食事の時間帯や環境に配慮を要するが、初期のステージなら、いったん食事を開始して以降の咀嚼運動はスムーズである。

● 認知症のステージ別

初期

〔特徴〕
- 食思（＝食欲）の低下、あるいは過食
- ひと口量が多い、詰め込む
- 食事のペースがはやい
- 誤嚥のリスクはそれほど高くない

〔主な摂食嚥下障害〕
- 先行期障害（食物の認知が低下する）

この時期の摂食嚥下障害は、ほとんどが先行期障害として出現する。食欲に関する障害であるため、食思の低下や拒食、あるいは反対に詰め込んで食べてしまうなどの食事ペースの問題が現れる。臼歯部の咬合支持がある、もしくは適合のよい義歯が装着されていて、かつひと口量や食事ペースの調整がされていれば、誤嚥のリスクはそれほど高くない。

中期

〔特徴〕
- 食事が自立しなくなる
- 咀嚼運動の低下
- 舌や頬の運動機能の低下
- 誤嚥・窒息のリスクが徐々に高くなる

〔主な摂食嚥下障害〕
- 先行期に加えて準備期・口腔期障害、一部は咽頭期障害

準備期以降の摂食嚥下障害が出現し、咀嚼運動や舌、顎の運動障害が生じる。認知機能低下の進行にともない、食事に介助を要するようになる。初期〜中期の移行期間は自立して食事をする者ほど窒息のリスクが高いことから、食事介助や食形態調整の判断を慎重に行う必要がある[3]。

後期

〔特徴〕
- あらゆる活動性の低下
- 誤嚥・窒息のリスクが高い

〔主な摂食嚥下障害〕
- 先行期・準備期・口腔期・咽頭期障害

認知機能のみでなく、あらゆる活動性が低下する。このステージでは咽頭期障害の頻度が高くなり、誤嚥のリスクが高まる。食形態や姿勢の調整、吸引の準備をしたうえで、摂取可能な食物を評価することが重要である。咀嚼して摂取できる食形態はかなり限定される。

◉ 認知症の摂食嚥下障害・咀嚼機能障害

認知症による咀嚼機能障害は、認知症のタイプとそのステージによる特徴を理解したうえで評価することが重要です（**表1**）。

認知症における摂食嚥下障害は、13〜57％にみられると報告されています[2]。また咀嚼障害に関する臨床統計的な報告はありませんが、口腔顔面領域の失行（運動・知覚麻痺や失調、不随意運動がなく、行うべき動作を理解しているにもかかわらず、その動作が的確にできない）がある認知症患者さんでは、咀嚼障害や食塊形成不良を認めることが多くなります。認知症の進行とともにその頻度は高くなり、特に重度認知症患者さんでは、窒息や誤嚥に注意する必要があります。

訪問歯科診療における咀嚼機能評価では、何をする？

安全に、適切に噛んで食べる（飲み込む）には、飲み込むのに問題のない食塊を形成することが不可欠です。そのため、咀嚼機能は単に噛む動作のみを見て評価するのではなく、嚥下内視鏡を用いた検査にて、食塊を形成し嚥下を開始するまでの動作を評価することが大切です。

また食塊を口腔から咽頭へ送り込むには、咀嚼とともに口腔周囲器官が協調してはたらく必要があるため、口唇、舌、軟口蓋の機能を観察・確認します。

(1) 内視鏡を用いた食塊形成の評価方法

これまでに、嚥下内視鏡（VE）を用いた食塊形成能の評価法が報告されています[4,5]。内視鏡は装置が比較的簡便で持ち運びに便利なため、訪問診療での嚥下機能評価に多く用いられます。最近では、歯科医師向けのVEの研修会が多く開催されています。

実際には内視鏡を鼻から挿入し、舌根部から中咽頭が観察できる箇所へ進めます。患者さんの自宅や施設で普段と同じ被験食など何でも自由に摂食させ、喉頭蓋谷に移送された嚥下直前の食塊を観察し、集合度や粉砕度、混和度を基準に準じて評価します（次ページ**図4**）。

(2) 口唇・頬・舌の評価方法

食物をよく咀嚼するためには、両側の歯の上に食物を繰り返し運び、噛む状況をつくらなくてはなりません。

そのためには、舌の左右方向への運動と口唇・頬が協調して運動する必要があります。ですから、訪問歯科診療での咀嚼能力評価では、口唇・頬・舌の機能がどの程度まであるのかを評価する必要があります（111ページ**図5**）。

なお、在宅や施設での運動評価の多くは、外部からの観察や触診で行います。

(3) 軟口蓋の評価方法

咀嚼中、軟口蓋は咀嚼運動や呼吸活動と連動してリズミカルに運動します。食物が咀嚼により嚥下できる性状になったら、口峡部が開き食塊を咽頭へ送り込みます。

その後の嚥下時に、通常では軟口蓋が真上に拳上し、左右の前口蓋弓と後口蓋弓が正中に向かって均等に収縮して鼻咽腔が閉鎖されます。このとき、両側性の麻痺がある場合は軟口蓋が挙上しません。また片側性の麻痺では、口蓋垂が非麻痺側に偏位します。こうした所見があると、鼻咽腔閉鎖が十分にされず、嚥下する際に鼻から逆流するなどの症状が起こります。

このことから、呼気を吐かせるなどの動きを観察することで、軟口蓋の評価が可能です（111ページ**図6**）。

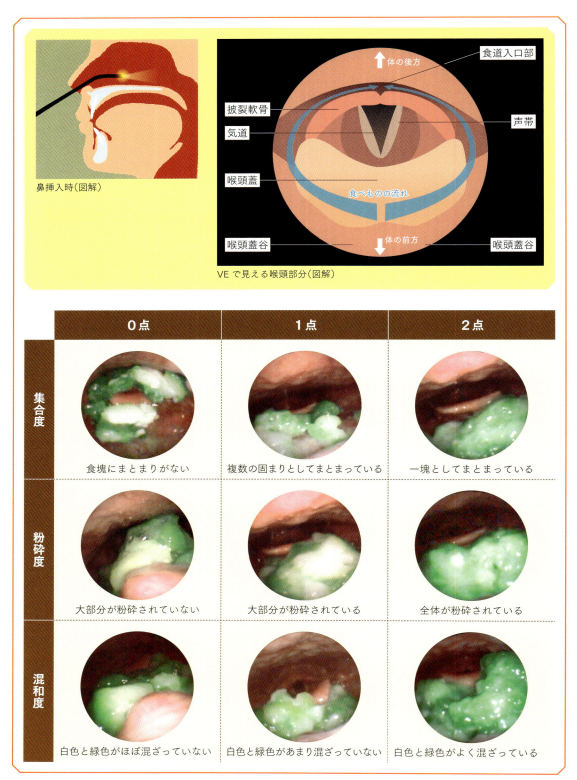

図4 嚥下内視鏡(VE)による食塊形成の評価方法

2色のういろう約12gを患者さんに摂取してもらい、直径約3mm嚥下内視鏡を鼻から挿入します。喉頭蓋谷に送り込まれた食塊を観察することで集合度や粉砕度、混和度を評価します。

[参考文献4,5より引用改変]

口唇や頬の評価

- 唾液流涎の有無
- 捕食（食物を口唇で取り込む）時の口唇の緊張感が失われ弛緩していないか
- 口からの食べこぼしの有無
- 口腔前庭の食渣の有無

➡ **患者さん本人との意思疎通が困難な場合**
上下の口腔前庭や頬粘膜を触診し、口輪筋、頬筋、笑筋などの緊張や弛緩の度合いを評価する。

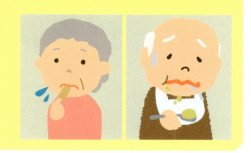

舌の評価

- 舌を前方に突出させてから左右の口角を舌尖部で触れるよう指示し、動きの左右差を観察
- 上下の口唇を舌で左から右へ、または右から左へ触れるよう指示し、舌の偏位やスムーズな動きが可能か評価

➡ **患者さん本人との意思疎通が困難な場合**
舌を触診し、上方向からの接触に対して反発があるか確認する。

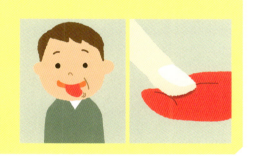

図5 口唇・頬・舌の評価方法

口唇や頬・舌の運動評価の多くは、外部からの観察や触診で行います。

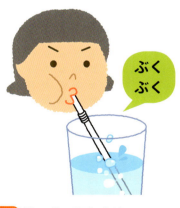
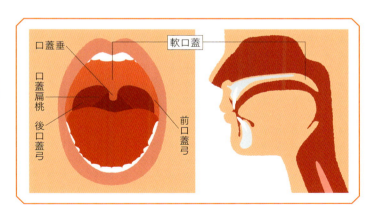

図6 軟口蓋の評価方法

コップに水を張り、「泡が出るようぶくぶく吹いてください」などと声掛けし、ストローで息を吹いてもらいます。軟口蓋は嚥下時・呼気時どちらも真上へ挙上するため、その性質を利用して評価します。軟口蓋は正常だと嚥下時・呼気時に真上へ挙上しますが、両側性の麻痺だと動かないため鼻から息が漏れてうまく吹き込めないことがあります。また片側性麻痺では口蓋垂が非麻痺側に偏位するため、同じく鼻から息が漏れてコップに息が拭きこめません。

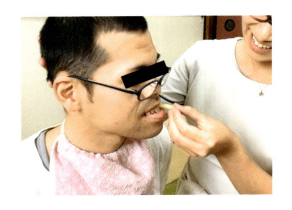

図7 在宅障がい者に対する咀嚼訓練の例

咀嚼経験が不足している障がい者に咀嚼する感覚を経験してもらうために、長めの食材を臼歯の上に保持し、噛むよう促します。頭位の安定しない障がい者の場合、後頭部を支えると訓練がスムーズに進みます。

在宅障がい者に対しても、咀嚼訓練ができます。

最後に、成人の在宅歯科治療にかかわってくる、在宅障がい者に対する咀嚼指導について紹介します。

コントロール不良なてんかんや強い筋緊張があるような障がい者の場合、いつも食いしばりをしているような状態が続いてしまいます。すると、歯が咬耗して平坦になり、咀嚼効率が低下します。また脳性麻痺患者に起こる緊張性迷路反射＊や対称性緊張性頸反射＊＊は頸部後屈位になりやすく、下顎位を後退させ、舌運動や咀嚼運動を妨げます[6]。歯や歯肉でのすりつぶし運動は高度な感覚-運動の協調機能であるため、在宅障がい者ではすりつぶしや咀嚼の経験不足から、この機能が獲得されていない場合があります。こうした患者さんに対する咀嚼訓練が効果的な場合があります。

咀嚼訓練は不足した経験を補うことを目的にしているため、長期的に繰り返し実施できる環境を整えることが前提となります。

この訓練では、食材を臼歯の上に保持し、噛むように促します（**図7**）。用いる食材は、乳児用せんべいや軟らかいフライドポテトなどの、舌による押しつぶしでは処理できないものの、歯や歯肉ですりつぶすことができる硬さで、かつ長めの形態のものが適しています。これにより、臼歯による連続したすりつぶし運動ができるようになり、丸呑みする頻度の減少が期待できます。

なお、訓練開始当初は咀嚼した後の食塊形成が十分でないことがあるため、嚥下機能に大きな問題がないことを確認してから実施しましょう。

＊ 緊張性迷路反射：乳児で見られる原始姿勢反射のひとつ。うつぶせになると、腕が曲がって腰が浮いた姿勢になる。仰向けになると、手足や背中が伸びた姿勢になる。

＊＊ 対称性緊張性頸反射：乳児に見られる原始姿勢反射のひとつ。顔が向いている側の上下肢が伸展、顔が向いている反対側の上下肢は屈曲する。

Part2-7　参考文献

1. 才藤栄一．リハビリテーション医学・医療総論．日摂食嚥下リハ会誌 2001;5(2):3-10.
2. Alagiakrishnan K, Bhanji RA, Kurian M. Evaluation and management of oropharyngeal dysphagia in different types of dementia: a systematic review. Arch Gerontol Geriatr 2013;56(1):1-9.
3. Samuels R, Chadwick DD. Predictors of asphyxiation risk in adults with intellectual disabilities and dysphagia. J Intellect Disabil Res 2006;50(Pt 5):362-370.
4. 佐々生康宏，野原幹司，小谷泰子，阪井丘芳．内視鏡による食塊形成機能の評価 健常有歯顎者を対象として．老年歯科医学 2008;23(1):42-49.
5. 阿部里紗子，古屋純一．ビデオ内視鏡を用いた咀嚼の食塊形成機能評価．岩医大歯学誌 2010;35(3):135-145.
6. Arvedson JC, Brodsky L. Pediatric swallowing and feeding: assessment and management. 2nd Ed. NY:Singular Thomson Learning, 2002.

PART 2-8

評価・指導の実際③
生活習慣病予防にかかわる咀嚼機能評価と指導

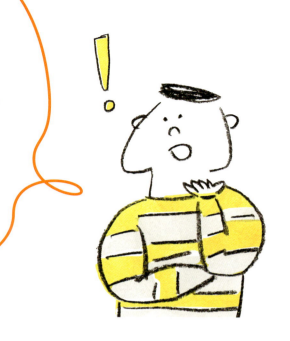

歯科治療後の咀嚼指導を充実させ、患者さんの健康と生活を診ていこう。

　咀嚼機能の維持・向上は歯科医療・口腔保健が目指す目標のひとつです。そのため、保存や補綴などの歯科治療によって機能が回復した後も、メインテナンスで健康な咀嚼習慣を維持するための保健指導を充実させていく必要があります。

　この歯科専門職による咀嚼指導を通してよく噛む習慣が患者さんに定着することは、食の楽しみなどのQOL向上にとどまらず、患者さんの消化吸収を助け、成人期では肥満予防、高齢期では低栄養予防に効果を挙げます[1,2]。肥満は成人期における生活習慣病（non-communicable diseases［非感染性疾患］：以下NCDs）の、そして低栄養は高齢期におけるフレイルや要介護状態のリスク因子です。歯科口腔保健の領域からのこうしたリスクへの対応は、健康寿命延伸に寄与することへとつながります[3]。

　そこで本稿では、厚生労働科学研究班の成果等に基づき、歯科医院における咀嚼指導の具体的な方法とその意義について、NCDs予防の観点を中心に考えていきます。

日本人の咀嚼状況、肥満と痩せはどうなっている？

　日本人の歯の喪失予防は、過去30年間で大きく進展してきました。1989年から厚生省（当時）と日本歯科医師会の主導で始まった8020運動も、当初の8020達成者（80歳で20歯以上歯を有する人）は7％に満たなかったのに対し、最新（2016年）の調査では50％を超え国の施策目標（健康日本21［第二次］）を早くもクリアしています[4]。

　これをさらに発展させるには、従来の公衆衛生・地域保健が役割を担ってきた歯の喪失につながるう蝕や歯周病の発症予防・重症化予防に対するライフコースアプローチに加え、歯科医療として取り組むことが必要です。すなわちう蝕、歯周病、歯の喪失に対するNCDsのリスク、口腔機能の低下に影響するフレイルおよび要介護状態のリスクを考慮して対応することです（**図1**）。

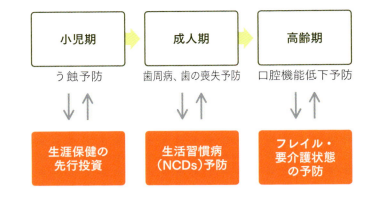

図1 ライフコースアプローチにおける歯科口腔保健

成人期の疾病の発症を、胎児期からのリスク蓄積や連鎖で説明し、リスク低減の方策を長期的に追究する手法です。歯科疾患では、小児期のう蝕や成人期の歯周病が、歯の喪失を招くとともにNCDsやフレイルのリスクとなると考え、小児期のう蝕予防を成人期以降の全身疾患の予防の先行投資ととらえるものです。

　歯の数は、咀嚼機能保持の基礎を成す要素です。しかし、加齢にともなって咀嚼には何らかの障害がみられるようになります（**図2**）[5]。また他の全国調査では、歯・口腔の痛みは20歳以降の15〜20％にみられ、義歯の不具合は75歳以降20％程度にみられます[6]。こうした咀嚼機能の低下に直結する要因の解決には、歯科医療が欠かすことができません。

　一方、よく噛む習慣がその改善に寄与すると期待される肥満と低栄養の現状を見てみると、それぞれ相当数の国民が肥満（男性29.5％、女性19.2％）あるいは痩せ（男性4.2％、女性11.1％）の問題を抱えていることがわかります（**図3**）[5]。

健康寿命延伸に対する政策と歯科口腔保健はどうかかわる？

　がん、循環器疾患、糖尿病、慢性閉塞性肺疾患に代表されるNCDsは、日本人の死因の約60％、国民医療費では30％超を占めます[7]。また要支援や要介護状態の主な原因の約30％を脳血管疾患などの生活習慣病が占めます。ですから歯科医療従事者も、NCDs予防が長寿社会となったわが国の優先課題であると理解しましょう。

　では、この課題に歯科はどうかかわっていくのでしょうか。国民の健康づくり運動として厚生労働省が進める「健康日本21」（第二次、2013〜2022年）では、「栄養・食生活、身体活動・運動、休養、飲酒、喫煙および歯・口腔の健康に関する生活習慣および社会環境の改善」は、健康寿命の延伸と健康格差の縮小、NCDs発症と重症化の予防を徹底するなどの健康増進の基本的要素として位置づけられています[7]。

　こうした政策の一環として、2008年から40歳以上の被保険者（約5,300万人）には、メタボリックシンドロームと重症化予防のための特定健診と特定保健指導が義務づけられました。第1期特定健診・特定保健指導（2008〜2013年）では、歯・口腔の健康とメタボリックシンドロームとの関連をふまえ、受診者へ保健指導を行うときに用いる学習教材に歯・口腔の健康に関する情報が盛り込まれました。また第3期特定健診・特定保健指導（2018年〜）では、質問票に「噛んで食べるときの状態」に関する質問が加わりました（**図4**）[8]。

　すなわち政策上では、歯科が歯科疾患の治療や予防だけでなく、メタボリックシンドロームに対応する職種のひとつとして位置づけられているわけです。歯科医療従事者は歯科疾患を予防し、口腔機能を維持する指導や対応を図るとともに、食生活の指

PART 2-8 評価・指導の実際③ 生活習慣病予防にかかわる咀嚼機能評価と指導

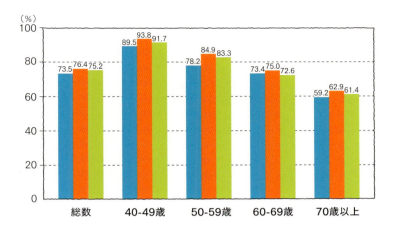

図2 「何でも噛んで食べることができる」者の割合

何でも噛むことができる国民の割合は40歳台以降低下し、70歳を超えると国民の約40％に何らかの障害がみられるようになります。
[参考文献5より引用改変]

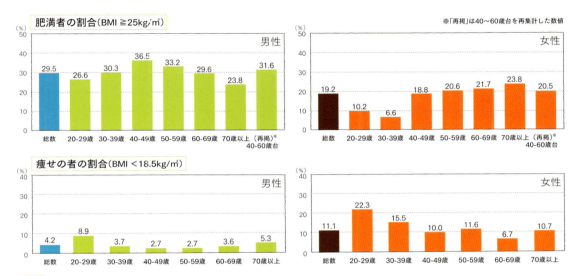

図3 肥満者と痩せの者の割合

肥満の割合は男性約30％、女性約20％、痩せの割合は男性約5％、女性約10％となっています。[参考文献5より引用改変]

●食事を噛んで食べるときの状態はどれに当てはまりますか。[新規項目]	❶ 何でも噛んで食べることができる ❷ 歯や歯ぐき、かみあわせなど気になる部分があり、かみにくいことがある ❸ ほとんど噛めない
●人と比較して食べる速度は	❶ 速い　❷ ふつう　❸ 遅い
●就寝前の2時間以内に夕食をとることが週に3回以上ありますか。	❶ はい　❷ いいえ
●朝昼夕の3食以外に間食や甘い飲み物を摂取していますか。	❶ 毎日　❷ ときどき　❸ ほとんど摂取しない

図4 第3期特定健診・特定保健指導（平成30年～）の質問票に記載された摂食関連項目

「食事を噛んで食べるときの状態」に関する質問が追加されました。また、食生活に関する特定保健指導を歯科医師が行う場合に義務づけられていた食生活改善指導担当者研修（30時間）の受講は必要なくなりました。[参考文献8より引用改変]

表1 食生活指導の栄養面で目指してもらう具体的な目標例　　　［参考文献7より引用改変］

- 主食・主菜・副食のバランスのとれた食生活を送る
- 野菜摂取を1日平均350ｇ、食塩摂取1日平均8ｇ未満とする
- 生活習慣病を高める飲酒量（純アルコール摂取量）を男性40ｇ以上、女性20ｇ以上とし、この飲酒量を下回る人の割合を男性13％、女性6.4％とする
  ※ビール中瓶1本中20ｇ、清酒1合中22ｇ、ウイスキー（ダブル）中20ｇのアルコール量が含まれる。
  　男性なら毎日ビール中瓶1本の摂取はよいとしても、清酒が加わると生活習慣病のリスクを高める飲酒量となる。

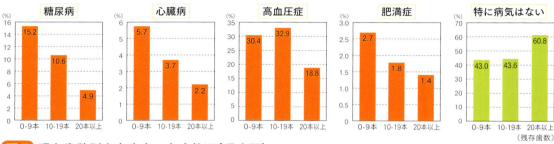

図5 現在歯数別全身疾患の有病状況（現病歴）

40〜69歳の男女から得た回答を合計したもの。歯数が少ない人ほどNCDsの割合が高くなり、歯数が多いほど「特に病気はない」割合が増えます。　　　［参考文献9より引用改変］

導を担う職種として期待されているといえるでしょう（**表1**）[7]。

「健康日本21」（第二次）では、適正体重の維持（具体的には肥満〔BMI25以上〕と痩せ〔BMI18.5未満〕の割合の減少）や、禁煙、運動および十分な休養（睡眠不足と過労働の減少）を習慣づけることが目標となっています。われわれは、こうした歯科口腔保健にかかわりが弱いとされてきた目標にも関心を寄せる必要があります。

NCDs予防に歯科はどうかかわる？

NCDs、特に循環器疾患（脳血管疾患、心疾患）の予防は、重点的に取り組むべき課題です。このリスク因子としては、高血圧症や脂質異常症、糖尿病、メタボリックシンドロームが挙げられ、この因子のいずれにも肥満がかかわります。

早食い習慣の人の行動をゆっくりよく噛む習慣へと行動変容させることで、肥満予防を図ることができます。食べ始めから脳の満腹中枢がはたらくまで約20分かかるため、よく噛みゆっくり食べると多く食べる前に脳が満足感を得るため過食防止になります。この方法は「肥満症診療ガイドライン」にも取り上げられています[2]。

ゆっくりよく噛むためには、一定の咀嚼能力があることが必要です。肥満と歯科口腔保健および食生活との関係を見てみると、歯数が少ない人ほど肥満の割合が高くなります（**図5**）[9]。

「健康日本21」（第二次）では、60歳台で何でも噛める人の割合を80％以上にすることを目標としており、そのために8020達成者を50％以上、60歳で24歯以上有する人を70％以上、40歳で失った歯のない人を75％以上にすることを目指しています[7]。

なおこれまでの研究結果[3]で歯数が少ない人は多い人に比べ乳製品、野菜、果実の摂取が少なく炭水化物の摂取が多い傾向があるため、歯の少ない患者さんには食生

PART 2-8 評価・指導の実際③ 生活習慣病予防にかかわる咀嚼機能評価と指導

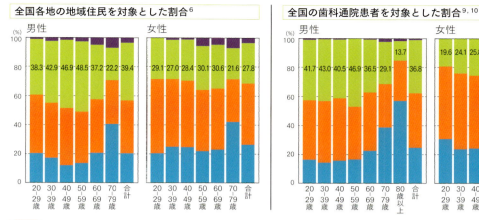

図6 ゆっくりよく噛んで食べていない者の割合

全国各地の地域住民を対象に、「ゆっくりよく噛んで食事をしますか」という質問に対する回答を調べたところ、男性で約40％、女性で約28％が「いいえ」という回答でした。一方、全国の歯科に通院する患者（初診患者）約12,000名を対象とした別の調査結果で「いいえ」と答えたのは、男性で約37％、女性で約24％でした。

[参考文献6, 9, 10より引用改変]

活関連の問診を十分行ったうえで指導しましょう。また歯の喪失の原因であるう蝕は、間食など甘味摂取と関連します。間食は肥満のリスク因子であり、歯が少ないと約1.4倍肥満になりやすいという研究もあります[3]。

また現状では、男性は約4割、女性は約3割で習慣的にゆっくり噛んで食べていません[6]。また歯科の通院患者を対象とした別の調査では、その割合はさらに低下します（図6）[9,10]。この「ゆっくり噛んでいない」患者さんのうち、特に歯数が少なくBMIが25kg/m²以上の人に、肥満改善を目的に咀嚼指導を行います。

フレイル予防に歯科はどうかかわる？

高齢期の健康と咀嚼を考えるとき、重要になるのがフレイルです。フレイルは、死因や要介護状態の要因とされてきた高齢者の虚弱や老衰に身体的、精神・心理的、社会的側面を加えてとらえた概念で、早期介入により健常な状態に戻ることができます。

フレイルでは、低栄養、サルコペニア（筋肉減少）、身体機能の衰えにともなう活動量や食欲低下などの悪循環が起こります。歯科では、主に栄養の観点からオーラルフレイル（高齢者における口腔機能の虚弱）の早期発見の重要性が強調されるようになってきました。なおフレイルにおいても、肥満、低栄養と痩せがリスク因子になります（24ページ図11参照）。

フレイル予防は、日本では2006年から介護予防の側面から取り組まれてきました。この介護予防対象者のスクリーニングに用いるために厚生労働省が示している基本チェックリスト[11]の口腔関連項目は、「半年前に比べて固いものが食べにくくなった」「お茶や汁物でむせることがある」「口の渇きが気になる」の3つです。一方の国民健康・栄養調査[5]では、「何でも噛んで食べることができる」国民の割合の他に、基本チェックリストの項目3つに「左右両方の奥歯でしっかり噛みしめられない」を加え、地域住民を対象に調査した結果が示されています（図7）[5]。「何でも噛んで食べることができる」者はこれらの4項目の発現頻度

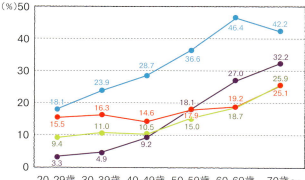

図7 一般地域住民の食事中の様子

フレイル様の状態は、まだ高齢でない国民にもみられます。
［参考文献5より引用改変］

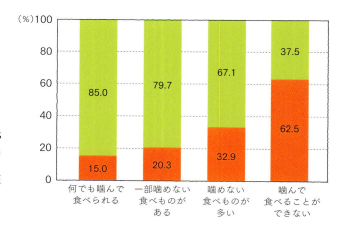

図8 噛んで食べるときの状況別、低栄養傾向の者の割合(70歳以上、男女計)

噛んで食べる力が失われていくほど、低栄養傾向が高いことがわかります。
［参考文献1より引用改変］

が明らかに少なく、なかでも高齢者では低栄養になる確率が低くなっています(**図8**)[1]。

「咀嚼指導マニュアル」を使って咀嚼指導してみよう！

本項では、地域および歯科医院における咀嚼指導について、メタボリックシンドローム予防の観点から行われた研究を基に考えていきましょう[12-14]。研究では、日本歯科医師会が2009年に開発し普及に努める「成人歯科健診プログラム・保健指導マニュアル(生活歯援プログラム)」[15]に、研究班で作成した「咀嚼支援マニュアル」を加える形で、「ゆっくりよく噛んで食べる」ことを行動目標とする歯科医院の患者さん向けに**図9～12**の問診用資料を含むマニュアルを作成し、これを用いた下記の評価・指導を行いました(**図13**)[16]。

1. 早食いの有無のチェック(**図9**)
2. 歯の状態の確認
3. 患者さんによる食べ方の評価と早食い是正の行動目標設定(**図10、11**)
4. 患者さんによる毎日の咀嚼状況の記録(咀嚼カレンダー、**図12**)[15]
5. 早食い是正の評価

　この行動目標を実践できた患者さんには、体重の減少がみられました(**図14**)[13]。こうした保健指導の効果を上げるには、患者さん自身が目標を設定すること、「咀嚼カレンダー」に毎日記録することが重要です。患者さん本人と専門職が目標達成度を評価できるよう、具体的な実施回数や実施時期などを明記することも必要です。

食べる速さをチェックしましょう

当てはまるもの1つに○をつけてください。

① お腹いっぱいになるまで食べますか
1. はい　　2. いいえ

② 食べる速さはどのくらいですか
1. かなり速い
2. やや速い
3. ふつう
4. やや遅い
5. かなり遅い

③ 何でも噛んで食べることができますか（左）
1. 何でも噛んで食べることができる
2. 一部噛めない食べものがある
3. 噛めない食べものが多い

→ よく噛んでゆっくり食べることを目標にしましょう
→ 歯科医院に行くことをお勧めします

③ 何でも噛んで食べることができますか（右）
1. 何でも噛んで食べることができる
2. 一部噛めない食べものがある
3. 噛めない食べものが多い

→ 今までどおりゆっくりよく噛んで食べましょう
→ 歯科医院に行くことをお勧めします

歯の状態を確認しましょう

当てはまるもの1つに○をつけてください。

④ 入れ歯を使用していますか	1. 抜けた歯は多いが使用していない 2. 使用しているが入れ歯の調子が悪い	3. 抜けた歯がない、少ないため使用していない 4. 使用しており、入れ歯の調子は良い
⑤ 放置したむし歯や被せものが取れたままの歯がありますか	1. はい	2. いいえ
⑥ 歯や歯ぐきに痛みがありますか	1. はい	2. いいえ
⑦ 歯がぐらぐらしますか	1. はい	2. いいえ
⑧ 過去1年間に歯科医院を受診しましたか	1. 受診しなかった	2. 治療のために受診した 3. 健診のため受診した

→ 1つでも○があれば、歯科医院に行くことをお勧めします

図9 早食いの有無のチェックと歯の状態の確認をするための問診票

特定保健指導を行う場所で食べ方の指導を行う際に、歯科の課題がある人をスクリーニングするためのものです。

［参考文献14より引用改変］

食べ方を確認しましょう

当てはまるもの1つに○をつけてください。

Ⓐ あまり噛まずに食べることが多いですか	1. はい	2. いいえ
Ⓑ ひと口量が多いほうだと思いますか（口いっぱいに頬張って食べますか）	1. はい	2. いいえ
Ⓒ 食事のときは食べものを次から次へと口に入れて食べていますか	1. はい	2. いいえ

1つでも「はい」に○があれば、食べ方を見直してみましょう

ゆっくり噛んで食べるために

Ⓐの「あまり噛まずに食べてしまう」方は
- 噛む回数の目標を立ててみる（ひと口30回など）
- 食べものの形がなくなってから飲み込む

Ⓑの「ひと口量が多い」方は
- 丸かじりせず小さく分けてから食べる
- 小さいスプーンを使って食べる
- お箸で取る量を意識して少なめにする

Ⓒの「食べものを次から次へと口に入れて食べてしまう」方は
- 今噛んでいる食べものを飲み込んでから、次の食べものを口に入れるよう意識する
- ひと口ごとに、お箸やスプーンなどの食べるための道具（箸置きなど）を置く

図10 食べ方の確認と行動目標設定をする際に用いる問診票

ゆっくり噛んで食べることを目標にした患者さんに渡して指導します。　　　　［参考文献14より引用改変］

図11 行動目標設定のポイントと目標例

受診者が自己設定する行動目標設定は、その達成度を自己評価できる具体的な目標であることが必要です。

❶ 具体的な数値で表現する
❷ 目標達成がむずかしい場合の対処法も考えておく
❸ 目標を記録として残す
❹ 今日から実践する
❺ 実践可能な目標設定をする
❻ 最終目標を示す
❼ 一度に設定する目標は多くても3つまで

〔目標例〕
- ひと口量を少なく
- 次々に食べものを口に入れない
- 噛む回数を○×回にする（30回噛みなど）
- 硬いものを噛む
- 両方の歯で噛む
- 水やお茶で流し込まない
- テレビを見ながら食べない
- 噛む回数を数えながら食べる
- 時間をかけて食事をする（20分以上）　など

ますます期待される歯科になろう。

　歯科医療機関における咀嚼指導は、食べる楽しみというQOLにとどまらず、生活習慣病（NCDs）の予防として肥満防止や低栄養の防止に効果を発揮します。また、健康寿命の延伸を目指して、そのような保健指導を歯科医療機関で行うことが社会から期待されています。よく噛むという咀嚼習慣の保持を、治療後の定期的なメインテナンスのなかで指導し、受診者の健康増進を支援することが必要です。

PART 2-8 評価・指導の実際③ 生活習慣病予防にかかわる咀嚼機能評価と指導

咀嚼カレンダー	ゆっくりよく噛んで食べたか毎日記録してみましょう					
	氏名			( )歳 男・女		
記載日	体重	1日の歩行歩数	○ 実践できた　△ 少し実践した　× 実践できなかった			1日の出来事などコメント
			行動計画の実践	ゆっくりよく噛むことの実践 Ⓐしっかり噛む Ⓑひと口量を少なくする Ⓒ次から次へと口に入れて食べない		
				朝食	昼食	夕食	
／( )	75.2	8,000	○	△	○	○	
／( )	75.0	10,500	△	×	△	○	雨が降っていたのであまり歩けなかった

図12 咀嚼カレンダー

食事中はⒶ〜Ⓒを実践するよう指導し、実践結果は夕食後にまとめて記録してもらいます。　　［参考文献15より引用改変］

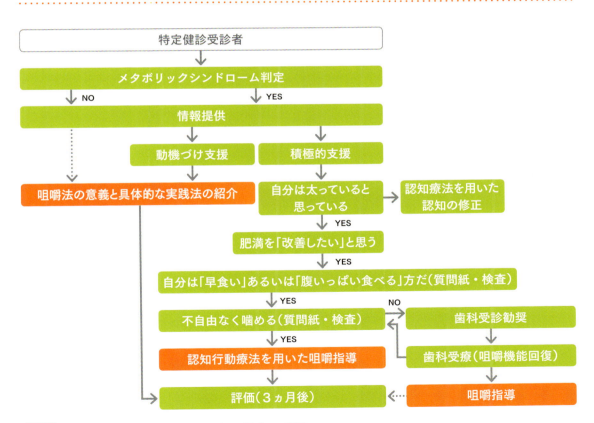

図13 歯科医療機関で咀嚼指導を行う場合の手順

「ゆっくりよく噛む」を行動目標とするか否かを確認し、これに該当する患者さんに介入します。図中の「検査」とは、指定食品による咀嚼回数測定および咀嚼チェックガムを用いた咀嚼機能検査などを指します。　　［参考文献16より引用改変］

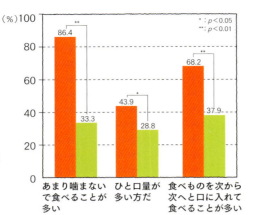

図14 歯科医院での咀嚼指導の効果

問診でメタボリックシンドロームと判断され、「ゆっくりよく噛む」を行動目標とすることを確認した患者さん71名を対象として、毎日の咀嚼カレンダーへの記録を含む指導を開始し、3ヵ月後に平均66日分の記録を得ました。データは、咀嚼行動の変容が体重減少に影響を与えている可能性を示しています。
[参考文献13より引用改変]

- 行動目標の実践状況（実践できた／少し実践できた／実践できなかった）は、「実践できた」が43％、これに「少し実践できた」を加えると8割以上がほぼ実践していた

- 「咀嚼カレンダー」に記録された体重について初回と最終回の値を比較したところ、全体で1kgの減少が見られた（右表）

- 行動目標「ゆっくりよく噛む」が、全記録の8割で「実践できた」「少し実践できた」とした実践群、その他を非実践群として体重の変化をみたところ、実践群では-1.12kgであったのに対し、非実践群では-0.29kgにとどまった（右表）

Part2-8 参考文献

1. 厚生労働省．平成25年国民健康・栄養調査報告（http://www.mhlw.go.jp/bunya/kenkou/eiyou/h25-houkoku.html 2017年3月31日アクセス）．
2. 日本肥満学会．肥満症診療ガイドライン2016．東京：ライフ・サイエンス出版，2016．
3. 日本歯科医師会．健康長寿社会に寄与する歯科医療・口腔保健のエビデンス2015．東京：日本歯科医師会，2015．
4. 厚生労働省．平成28年歯科疾患実態調査（http://www.mhlw.go.jp/toukei/list/62-28.html 2017年6月30日アクセス）．
5. 厚生労働省．平成27年国民健康・栄養調査報告（http://www.mhlw.go.jp/bunya/kenkou/eiyou/h27-houkoku.html 2017年3月31日アクセス）．
6. 深井穫博，古田美智子，嶋﨑義浩，相田 潤，安藤雄一，宮﨑秀夫，神原正樹，住友雅人，山科 透，佐藤 徹，佐藤 保，堀 憲郎．一般地域住民の口腔および全身の健康状態—8020推進財団，歯科医療による健康増進効果に関する研究．日歯医学会誌 2017;36:62-73．
7. 厚生科学審議会地域保健健康増進栄養部会，次期国民健康づくり運動プラン策定専門委員会．健康日本21（第2次）の推進に関する参考資料（http://www.mhlw.go.jp/bunya/kenkou/dl/kenkounippon21_02.pdf 2017年3月31日アクセス）．
8. 厚生労働省．保険者による健診・保健指導等に関する検討会．特定健診・保健指導の運用の見直しについて（http://www.mhlw.go.jp/stf/shingi/other-hoken.html?tid=129197 2017年3月31日アクセス）．
9. 深井穫博，古田美智子，相田 潤，嶋﨑義浩，安藤雄一，宮﨑秀夫，神原正樹，住友雅人，佐藤 徹，山科 透，大久保満男．歯科患者の口腔内状態および全身の健康状態—8020推進財団歯科医療による健康増進効果に関する研究．日歯医学会誌 2016;35:39-50．
10. 8020推進財団．平成27年度調査研究事業「歯科医療による健康増進効果に関する調査研究」平成26年・27年ベースラインデータ集計結果報告書（http://www.8020zaidan.or.jp/medical/pdf/h27_Dentistry_Enhancement_Effect_baceline_data.pdf 2017年3月31日アクセス）．
11. 厚生労働省．介護予防マニュアル（改訂版．平成24年3月），http://www.mhlw.go.jp/topics/2009/05/tp0501-1.html
12. 安藤雄一，花田信弘，葭原明弘，柳澤繁孝，三浦宏子，森田 学．口腔機能に応じた保健指導と肥満抑制やメタボリックシンドローム改善との関係についての研究（https://mhlw-grants.niph.go.jp/niph/search/NIDD00.do?resrchNum=201120011Bf 2017年3月31日アクセス）．
13. 安藤雄一，深井穫博．歯科診療所における咀嚼指導の効果について．ヘルスサイエンス・ヘルスケア．2012;12(2):88-96．
14. 国立保健医療科学院．咀嚼支援マニュアル．（咀嚼支援のページ 口腔機能に応じた保健指導と肥満抑制 メタボリックシンドローム改善との関係についての研究 http://www.niph.go.jp/soshiki/koku/kk/sosyaku/manual.html 2017年3月31日アクセス）．
15. 日本歯科医師会．生活歯援プログラム（標準的な成人歯科健診プログラム・保健指導マニュアル（http://www.jda.or.jp/dentist/program/ 2017年3月31日アクセス）．
16. 安藤雄一，深井穫博．厚生労働科学研究費補助金（循環器疾患・糖尿病等生活習慣病対策総合研究事業）分担研究報告書 歯科診療所において「咀嚼支援マニュアル」を活用した咀嚼指導に関する介入研究（https://www.niph.go.jp/soshiki/koku/kk/sosyaku/report11/report2011_9.pdf 2017年3月31日アクセス）．

PART 3

咀嚼指導はこんなふうに実践できる！

医療・介護の現場における咀嚼機能評価・指導例

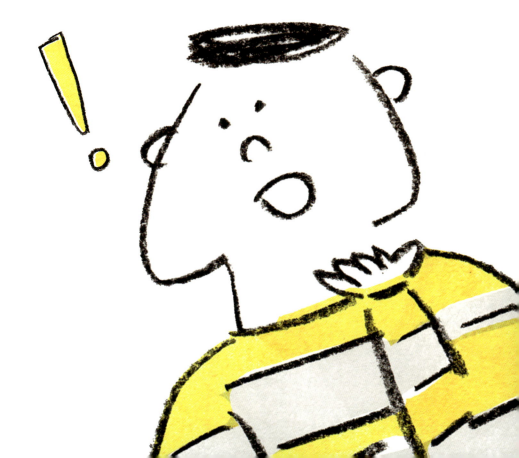

葭内歯科医院の場合
〔歯科医院での咀嚼機能評価と指導〕

武藤 智美
葭内歯科医院
歯科衛生士

咀嚼指導を取り入れたきっかけ

日々の臨床のなかで、歯の咬耗や歯頸部の摩耗、骨隆起の発達などが見られ、咬合に力が入り過ぎていると感じる患者さんが多くなってきました。お話をうかがうと、食いしばりや歯ぎしり、早食いなどの共通点が見えてきたため、診療室で取り組むべき問題だと思いました。

患者さんの反応は？

「ただ治療して終わりではなく、その後の噛むことまでを一緒に考えてくれる」と大変好評をいただいています。食いしばりや歯ぎしりが強かった患者さんには、頭痛や肩こりはもとより、歩く姿勢まで改善した、とおっしゃる方までいます。

こんなことをやっています！

● 治療で健康になった口を、きちんと「噛む」ことに使ってもらう

　当院では、歯科治療が終了しメインテナンスに移行した患者さんとさまざまなお話をします。このとき、日々の食事のようすをうかがい、不自由に感じておられることや、咀嚼嚥下に関する悪い癖などをくみ取るようにしています。たとえば昔多忙だったころからの習慣で早食いになっている方が多く見られます。よく噛まずに飲み込んでしまうのでは、せっかくの歯や口腔機能が十分発揮されないという考えから、咀嚼について患者さんと一緒に考える時間を設けます。

　メインテナンスでは、特に中高年の患者さんに「咀嚼支援マニュアル」[1]を使用して「早食いチェック」を行ったり、咀嚼チェックガムを用いてご自分の咀嚼力を客観的に見てもらいます（**図1〜3**）。こうした機会に、自身の咀嚼に興味をもっていただくのです。左右の差なくしっかり咀嚼して食べものを体内に取り込むと消化器の負担が軽減できるということは、誰もがなんとなく知っていることですが、あらためて一緒に考えることで、「よく噛んで食べる」を強く意識してもらえると思います。

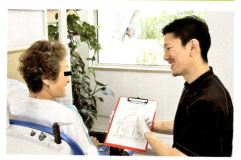

図1　「咀嚼支援マニュアル」にある「早食いチェック」に答えてもらい、その結果を話し合うことで、自身の咀嚼のくせや能力について、患者さんと一緒に考える時間をもっています。

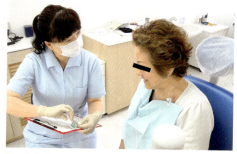

図2　咀嚼チェックガムは、客観的に噛む力をみることができます。その際に左右で噛み方や咬合に違いがあるなど、患者さんだけでは気づかない咀嚼の特徴や問題について感じてもらうことができます。

PART 3　医療・介護の現場における咀嚼指導例

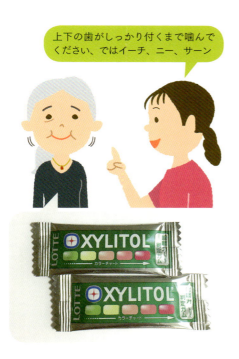

咀嚼支援マニュアル
―― メタボの人は早食い！ ――

保健指導判定区分別にみた「早食い」の人の割合

(グラフ：千葉県・大分県における情報提供・動機づけ・積極的区分ごとの男性・女性の早食い割合)

「早食い」は肥満やメタボ(メタボリックシンドローム)の原因のひとつとされています。上の図は、平成20(2008)年度に千葉県と大分県の特定健診で得られた約20万人分のデータより、特定健診における保健指導判定区分別に「早食い」の人※注の割合を比較したもので、県・男女を問わず、「メタボ」の基準に該当する人では「早食い」の人の割合が多いことがわかります。

※注　食べる速さを「速い」と思っている人の割合

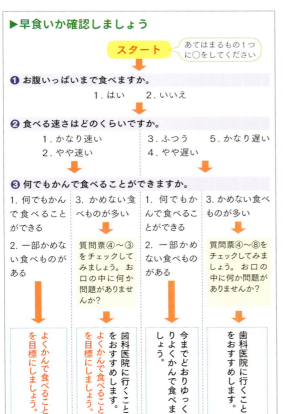

▶歯の状態を確認しましょう
あてはまるもの1つに○をしてください。

④入れ歯は着用していますか	1. 抜けた歯がない／少ないため使用していない。 2. 抜けた歯は多いが、使用していない。 3. 使用している。入れ歯の調子は良い。 4. 使用している。入れ歯の調子は悪い。
⑤放置したむし歯や被せものが取れたままの歯がありますか	1. はい　2. いいえ
⑥歯や歯ぐきに痛みがありますか	1. はい　2. いいえ
⑦歯がぐらぐらしますか	1. はい　2. いいえ
⑧過去1年間に、歯科医院を受診しましたか	1. はい　2. いいえ

ゆっくりよくかんで食べることを目標にした人に！
▶食べかたを確認しましょう
あてはまるもの1つに○をしてください。

Ⓐあまりかまないで食べることが多いですか	1. はい　2. いいえ
Ⓑひと口量が多い方だと思いますか(口いっぱいにほおばって食べますか)	1. はい　2. いいえ
Ⓒ食事のときは食べものを次から次へと口に入れて食べていますか	1. はい　2. いいえ

▶ゆっくりよくかんで食べるために
少しずつ、やすみやすみたくさんかんで食べましょう

Ⓐあまりかまないで食べてしまう	・かむ回数の目標を立ててみる(ひと口30回など) ・形がなくなったら飲みこむ
Ⓑひと口量が多い	・丸かじりせず、小さくわけてから食べる ・小さいスプーンを使う ・箸で取る量はいつもより少なめに
Ⓒ次から次へと口に食べものを入れてしまう	・食べものを飲みこんでから次のものを口に入れる ・置き箸を使う ・ひと口ごと箸・スプーンなど食べるための道具を机に置く

図3　当院で使用している「咀嚼支援マニュアル」と咀嚼チェックガム。「早食いチェック」で早食いが見られた患者さんと、改善のための行動目標を一緒に考えます。

[参考文献1より引用、119〜120ページ参照]

● 患者さんの咬合の強さや姿勢にもご用心

一方、食いしばりや歯ぎしりによる力がかかり過ぎていて、歯の咬耗や摩耗、骨隆起の発達が見られる患者さんがおられます。口腔外でも、咬筋を触ってみると固くなっていたり、首筋のこりの訴えがあったりもします（図4）。

メインテナンスで咬み合わせや咀嚼のお話をすると、「側頭筋のしめつけを偏頭痛と思っていた」「目の奥に重い感じがある」といった訴えが出てくることも多いです。そうした患者さんは、マウスピース治療（オクルーザルスプリント）や姿勢の改善などで症状が軽減される場合があります。マウスピースは装着後、すぐに噛み跡がついたり破れてしまうことがあり、それを患者さんと一緒に確認することで、自分の咬合力のアンバランスを実感されるようです。

姿勢は、患者さんが診療室に入って来るときや待合室などで普段の歩く姿を観察できますから、歩き方や立ち方、肩の位置などの問題を抽出し、少し意識して直してもらうといったアドバイスができます（図5）。

せっかく歯の治療を完了し、よく噛める状態になっているのですから、メインテナンスでは咀嚼や咬み合わせの指導も行って、少しでも長く良好な口腔内の状態を保っていただきたいと思っています。

1. 国立保健医療科学院．咀嚼支援マニュアルの作成（https://www.niph.go.jp/soshiki/koku/kk/sosyaku/report11/report2011_2.pdf 2017年12月4日アクセス）

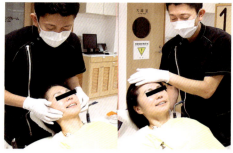

図4 歯科医師が咬筋の張り、首筋のこりを問診と触診で診ています。口腔内を観察するだけでなく、こうした咀嚼に関係する筋肉や器官を実際に触ってみることで、患者さんの「噛む」に関する情報が得られます。

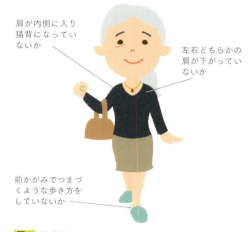

図5 診療室に入ってきた患者さんの、図のような姿勢の特徴を観察しています。状況に応じて、患者さんがユニットに座ってからもう一度立ち上がっていただき、そのようすから歩行姿勢について一緒に考えたり、目線や肩、腰の位置などについて状況を伝えたり、アドバイスを行っています。

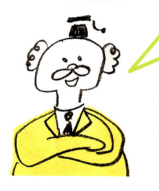

Dr.'s EYE

- ややもすれば歯や咬合への介入になってしまいやすい歯科医療のなかで、患者さん自身の「気づき」と行動変容を重視した取り組みがとてもいいですね。歯科治療を終えた患者さんにあらためて咀嚼の指導を行うことは、「よく噛んで食べる」ことにつながり、健康な口腔機能を維持することに大いに役立つと思われます。
- また、「咀嚼支援マニュアル」と咀嚼チェックガムを利用することで、患者さん自身の状況を認識してもらいやすいため効果的だと思います。噛みしめや姿勢のゆがみも、まず患者さんに認識してもらうことが大切ですよね。
- 小児用の「咀嚼支援マニュアル」ができると、子どもの患者さんたちへの食育を一般の歯科で行うときなどに有用ではないでしょうか。

あぜりあ歯科診療所の場合
〔公設民営歯科医院での咀嚼指導〕

高田 靖
あぜりあ歯科診療所
歯科医師

咀嚼指導を取り入れたきっかけ

歯科医院に通院できなくなりつつあるものの、日常生活は自立している患者さんの、筋力衰弱を咀嚼力向上を通して予防すること、また要介護状態の方が適切に口から食事を摂ることで、低栄養を予防することを目的としています。

患者さんの反応は？

軟らかい食材に偏りがちな食事を再認識するきっかけとなり、日々の献立に歯ごたえのある食材を加えたり、咀嚼回数を意識して噛むようになりました。咀嚼力向上のための機能訓練が、全身の筋力向上にもつながっています。

こんなことを実際にやっています！

● **公設民営歯科医院はこんなことを行っています**

当院は東京都豊島区の歯科医師会が運営する、公設民営の口腔保健センターです。その性格上、一般の歯科診療所では対応がむずかしい患者さんや、通院が困難な患者さんを対象とした診療を主に行い、その一方で行政との協働事業も行っています。通院が困難な患者さんに対しては、在宅訪問歯科診療だけでなく、歯科衛生士単独による居宅療養管理指導の中で口腔機能向上のための咀嚼訓練を取り入れています（**図1**）。

また介護保険事業で自治体が行う総合事業の中で、専門職による短期集中型リハビリテーション事業として、以下のようなイベントを開催しています。

- 個別訪問型口腔機能向上プログラム（患者さんの自宅にうかがい、機能評価や口腔衛生状態などの事前アセスメント後、口腔周囲筋の筋力や唾液量アップを目的とした口腔体操や口腔健康教育、嚥下機能低下防止を目的とした訓練などを行うプログラム）
- 通所介護（デイサービス）利用者を対象とした集団的通所型口腔機能向上プログラム（内容は個別訪問型と同一だが、集団指導に合わせたレクリエーション的要素を組み入れている）
- 介護保険対象者ではなく健康だがやや虚弱な高齢者

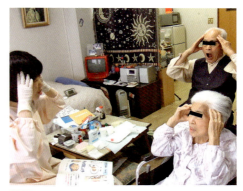

図1 歯科衛生士単独による居宅療養管理指導。咀嚼訓練は、ご家族も一緒に受講してもらうことで効果がアップします。

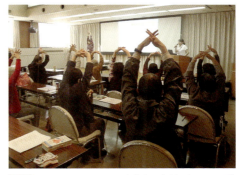

図2 オーラルフレイル予防講座。歯科医師による講演の後、歯科衛生士による口腔機能向上トレーニングを実施しています。

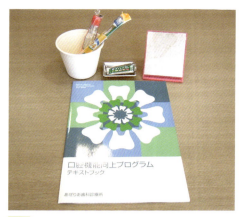

図3 当区の咀嚼訓練で使用するオリジナルテキスト、咀嚼チェックガム、口腔衛生用品（手鏡、歯ブラシ、スポンジブラシ、コップ）。通所でも個別訪問でもこの基本セットは共通して使用します。

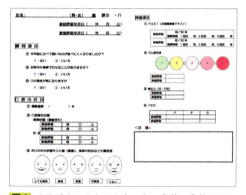

図4 オリジナルテキスト内にある事前・事後アセスメント表。客観化できる指標を用いることで、容易に各自の目標を設定することができます。

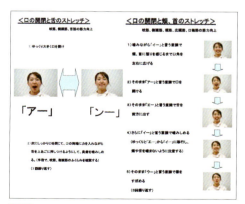

図5 口腔機能トレーニング編の一部。咀嚼筋力アップのための体操を写真を用いて例示しています。

を対象に、一般高齢者施策として勤労福祉会館や銭湯などでオーラルフレイル予防講座（図2）を開催
・区民広場など地域の高齢者が自主的に集う集会場にて、栄養士とのコラボレーションで口腔機能向上と食形態の関係について伝える講座を開催

居宅療養管理指導・個別訪問型口腔機能向上プログラム

　歯科衛生士による居宅療養管理指導、個別訪問型口腔機能向上プログラムは、患者さんごとに短期目標を設定し、口腔機能の事前アセスメントを行ってからオリジナルテキストを使った訓練を2週間に1回の頻度で行い、おおむね3ヵ月後をめどに事後アセスメントを実施するという流れになります（図3、4）。

　事前アセスメントは質問事項、口腔内状況の観察、機能検査からなります。事前の質問によって本人の自覚症状を聞きとり、歯科衛生士が口腔内状況の観察を行い、満足度を聞きとります。

　検査では、反復唾液嚥下テスト（RSST）による嚥下機能評価、咀嚼チェックガムによる唾液量評価、デンタルプレスケールによる咬合力評価、「パ・タ・カ」発音テストによる舌機能評価を行います。

　テキストでは、講義編として口腔衛生、咀嚼力・嚥下機能、栄養について扱っています。また口腔機能トレーニング編として、上半身を中心としたストレッチおよび運動、その後の咀嚼筋を中心とした口腔周囲筋の運動、舌運動や唾液腺マッサージ、発音訓練について記載しています（図5）。構音訓練編では、日常的に楽しく続けられるように、朗読や言葉遊びなどの例も紹介しています。訓練は1回90分と考え、前半で講義を、後半にトレーニングを行います。

　事後アセスメントでは、事前アセスメントと同じ項目について再度評価を行います。義歯の不適合などの歯科的問題が発生した場合には、訓練と並行して診療も行います。

通所型口腔機能向上プログラム

　個別訪問型と同じように、口腔機能の事前アセスメント後、オリジナルテキストを用いた訓練を3ヵ月間、1回90分の講義とトレーニングのセットを2週間に1回の頻度で行い、1クール計6回の訓練実施後、事後アセスメントを実施します。訓練の効果が認められたり本人からの希望があれば、さらに3ヵ月間延長していきます。個別訪問型、通所型ともに場所が替わる

だけで、訓練の内容は変わりません。

また個別訪問型、通所型のどちらも自主トレーニングを続けてもらう一方、個別訪問型では、当院の担当歯科衛生士が電話でのフォローアップを随時行い、通所型ではデイサービス利用時に施設職員にフォローアップを実施してもらいます（図6）。

オーラルフレイル予防講座

区内の勤労福祉会館や銭湯において、歯科医師による講演と歯科衛生士による訓練を行います。参加者は介護保険対象者ではなく、健康だがやや虚弱な高齢者や自主的に老化予防に取り組んでいる方々です。

口腔のフレイルは全身のフレイルの前兆として現れたり、やがて全身のフレイルにつながることを理解してもらえるよう、歯を咬み合わせた場合とそうでない場合との握力の差や片足立ちの時間差があること、飲み込みにくさなどを体験してもらうといった工夫をしています。

● 多職種とのコラボレーションも

栄養士とのコラボレーションでは、キッチンがある場所で、高齢者向けにイベントを行っています（図7）。歯科医師からは特に咀嚼力と食形態についての関係を重点的に話し、普段の食事内容を見直し、咀嚼力向上につながる食材選択や調理方法を学んでもらうよう促します。その後、栄養士から具体的な食材の選び方や調理方法を学んでもらっています。

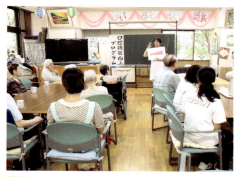

図6 通所介護施設（デイサービス）利用者を対象とした、集団的通所型口腔機能向上プログラムの実施風景。施設職員も一緒に受講してもらうことで、さらに効果を上げることができます。

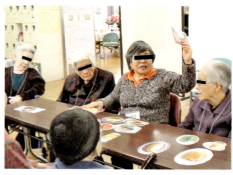

図7 栄養士と歯科医師がコラボレーションしたイベント。普段の食事内容が自分の咀嚼機能に合っているか、咀嚼力向上につながる食材選択や調理方法は何かについて学んでもらいます。参加者は女性が多く、こうした食事についてのイベントには関心が高いように感じます。

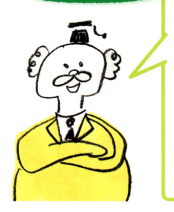

Dr.'s EYE

- 行政と協力して、さまざまな段階の方に口腔機能向上プログラムを実施されているようですね。このようなプログラムがいろいろな場所で展開されるようになってほしいと思います。患者さんへの指導は、介護保険対象者で在宅あるいは通所での口腔機能向上が必要な方と、介護保険対象外の健康な方に分けられています。
- 口腔機能向上のために患者さん自身の認識を高めることが必要であり、そのためにオリジナルテキストをお使いのようです。事前アセスメントからの現状をしっかり患者さんに認識してもらえるように指導されていると思います。
- 健康な方への「オーラルフレイル予防」に関しても、講座を開いて正しい情報を伝えておられます。日々の食事内容や食事の摂り方に気をつけてもらえるのではないでしょうか。

たかぎ歯科医院の場合
〔訪問歯科診療での口腔ケアと咀嚼機能評価〕

髙木 景子
たかぎ歯科医院
歯科医師

咀嚼指導を取り入れたきっかけ

大学卒業後、歯科麻酔学を専門として大学病院に勤務していたこともあり、開業当初から訪問歯科診療を行ってきました。行政や歯科医師会の窓口を通じての依頼のほか、自院の患者さんやその家族を対象として、自宅や入所施設、病院を訪問し、歯科治療や口腔ケアを行ってきましたが、摂食嚥下や咀嚼の指導に特に積極的に取り組み始めたのは、近隣の特別養護老人施設に嘱託医としてかかわってからのことです。

患者さんの反応は？

2000年、筆者を含めた歯科医師・歯科衛生士各2人の4人で、開設間もない施設に入所した方の歯科検診と定期的な口腔ケアを開始しました。当時は口腔ケアがまだ一般的ではなく、入所者や家族はもちろん、施設職員にさえその必要性が認識されていない時代でした。今では入所者のほとんどが口腔ケアを希望され、認知症のない方は、舌や口腔周囲筋の機能低下を防ぐ体操を楽しく実践していただいています。

こんなことを実際にやっています！

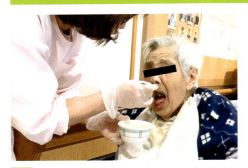

図1 水ゼリー（水分補給ゼリー）を用いて嚥下機能評価を行います。

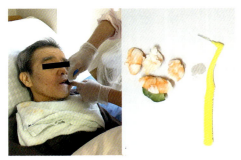

図2 口腔内に大きな食渣（エビなど）が残っていたのを、口腔ケア時に発見しました。

● 訪問歯科は居宅・施設でアプローチが変わります

口腔ケアや咀嚼嚥下指導の必要性は、まずご家族や施設の職員に理解してもらわなくてはなりません。施設では、入所時に職員が口腔ケアの必要性について説明し、希望の聞き取りを行います。居宅の場合は、初回の訪問時にご家族と本人へ説明を行います。

施設では、介護職・看護職・栄養士のリーダーに歯科医師と歯科衛生士が加わり、隔月で1時間ほどのカンファレンスを行います。職員から普段の状況を聞いて口腔ケアや食事時の注意を歯科から伝えるほか、撮影した食事風景の映像を見ながら、姿勢や食事介助のやり方について話し合うこともあります。

機能評価はおもに日本摂食・嚥下リハビリテーション学会の評価表で行います。スクリーニングは反復唾液嚥下テスト（RSST）や改訂水飲みテスト（MWST）が簡便ですが、認知症などコミュニケーションが取りづらい方の場合は、実際に水ゼリーやプリンなどを食べていただき、嚥下の様子を観察します（**図1**）。

PART 3　医療・介護の現場における咀嚼指導例

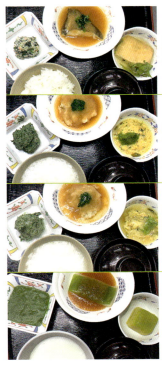

普通食
咀嚼嚥下に問題のない方

刻み食
普通食をひと口大にカット

小刻みあんかけ食
食塊が形成しにくく嚥下機能の低下が見られる方

ゼリー食
著しく咀嚼嚥下機能が低下している方

● 食事内容も咀嚼能力に合わせてカスタマイズ

　ムセが増える、食事に時間がかかる、口腔内に食渣が多く残る（**図2**）など咀嚼嚥下が困難な兆候が増えて来た場合は、食形態の見直しを検討します。以前はそうした方には刻み食やミキサー食が適すとされましたが、口腔内で食塊をつくりやすいようあんをかけたり、誤嚥しにくいようとろみをつけるなど改善を図り、現在はあんかけ食やゼリー食が取り入れられています（**図3**）。居宅の場合も同様の食形態を勧めますが、手間がかけられない場合は市販の介護食や嚥下食を紹介したり、サンプルを試食してもらうこともあります。

● 嚥下評価と口腔ケア

　口腔ケアの目的は口腔内清掃が第一ですが、口の中を刺激することで機能低下を防ぎ、唾液分泌を促せます。また口腔内のどこにどんな食渣が残っているかによって、舌や頬、口唇の機能低下を診断することもできます。うがいができる場合は、そのようすをじっくり観察します。「口腔内に水を貯め、ムセずにうがいができるか」「口唇から水がこぼれないか」「しっかりと頬を動かせているか」などの点を評価します。口唇の筋力が低下し、食べこぼしたりうがいの水が漏れる場合は、ストローや吹き戻しを吹く遊びをやってもらいながら改善を目指します。舌や頬などの体操を食事前の日課として取り入れてもらうこともあります。

　食事は何歳になっても大きな楽しみです。口腔機能低下を予防し、できるだけ長く自分の口で味わって食事ができるよう、今後も多職種連携で工夫していきます。

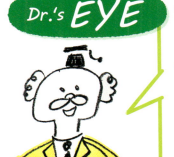

　一般的な食材の大きさよりも少し小さく、軟らかく、美しく調理を行うように心がけています。栄養ケア・マネジメントの開始時期や時代とともに、福祉施設の食事も変化しました。私も以前は徐々に食形態を細かくすると嚥下しやすくなると思っていましたが、単純に細かくするだけでは嚥下の悪い方には危険であることを学び、個々に応じて形があり飲み込みやすい形態や、あんをかける形態での提供を開始しました。

管理栄養士

図3 施設での食形態。

Dr.'s EYE

- 特別養護老人ホームの嘱託医として開設からかかわり、入所者を対象とした口腔ケアと咀嚼機能評価をもとにした食形態の調整、咀嚼機能向上訓練などに取り組んでおられます。
- 「咀嚼嚥下が困難な兆候」を見つけて食形態の見直しをはかり、食塊形成能力が落ちた人にきざみ食ではなく、あんかけ食やゼリー食など食塊としてのまとまりを重視した食形態を取り入れるのは、理に適っているといえます。その際に、ぜひ咀嚼能力判定用グミゼリーなどを使った簡便で客観的な咀嚼能力評価を取り入れてみてください。

みほ歯科医院の場合
〔訪問歯科診療での咀嚼介助〕

中島　丘
みほ歯科医院
歯科医師

岩﨑　妙子
みほ歯科医院
歯科衛生士

咀嚼指導を取り入れたきっかけ

噛める義歯や歯が整っていても、それを使いこなす機能が発揮されていない患者さんがいらっしゃることを残念に思っていました。歯科治療が最大限に生かされるよう、咀嚼指導を取り入れることになりました。

患者さんの反応は？

要介護4の患者さんから食事時にも笑顔が見られるようになり、「食べることは生きること」「栄養を摂れば元気になり、意欲的な生活を送ることができる」「おいしいものを食べれば幸せを感じる」ということを実感しました。

こんなことをやっています！

当院が一般歯科診療に加えて行う訪問歯科診療のなかで、患者さん（Aさん）と老老介護をされているご家族が、介護生活を住み慣れた地域・自宅で無理なく続けられるよう、口腔機能向上を目標に筋力アップ体操やレクリエーションを行い、Aさんの食べる意欲へとつなげた事例を、当院の咀嚼訓練としてご紹介します。

[患者さん情報]

Aさん：80歳男性。上顎は総義歯、下顎は$\overline{3}$以外は部分床義歯を使用。
介護者は妻、食事は一部介助、排泄・更衣は全介助、要介護度4、認知症、右側上肢に少し麻痺あり。

● きちんと噛んで食べるための姿勢をつくる

まずAさんの食事の姿勢を観察してみると、足が宙に浮いていました。そのため、食べる姿勢を保つことができません。まず足の裏がしっかり床に着くように足元に踏み台やタオルを置き、足の着く床面の高さを確保しました。こうすると、足が支点となって食事時にきちんと姿勢が保てます（**図1**）。

また、体が左下がりに傾いていたため（目や唇も左下がり）、タオルで腕や上体の補正を行うことにより、体幹が維持できるようになりました。

● 噛むことに集中できる環境をつくる

またAさんは、いつも食事の際にテレビを見ながら食べていました。テレビは正面にあるわけではないた

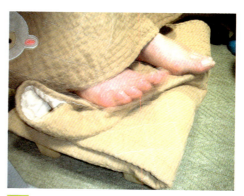

図1 毛布やタオルなどで高さを調節し、足の位置をしっかり床に着くように配置します。こうすることで、食事時の体幹が安定します。

かねてより病気ご療養中でした中島　丘先生は、本書制作中にご逝去されました。ここに謹んで哀悼の意を表しますとともに、ご冥福をお祈り申し上げます。〔編集部〕

め、上体をねじった姿勢になってしまいます。しかも、テレビに夢中になってしまって噛むことがおろそかになるなど、食事に集中できなくなってしまいがちな食環境でした。

そこで、テレビを消すか、テレビの位置を可能な範囲で移動させ、上体をねじらずにすむようご家族に提案しました。

● いろんな方向から「噛む」にアプローチ

口腔清掃や筋肉をマッサージすることによって唾液も少しづつ増え、舌の動きもよくなり、食事時にはよりスムーズに飲み込めるようになりました（図2）。そして、能面のようだった顔の表情も豊かになり、ときおり笑顔も出るようになりました。

当院の介入までは、ご家族の質問にほとんど答えることなく、首を縦か横に振る鈍い反応でしたが、介入以降は、身振り手振りで歌も歌えるようになりました（図3）。また、簡単な会話ができるようになり、ご本人の「ありがとう」のひとことが、介護しているご家族の気持ちを和らげてくれるようになりました。

食べる意欲があるのを確認したところで、左利き用の食器を紹介しました。すると9ヵ月間の訓練中（体調不良で中止期間あり）、6ヵ月めでゼリーや麺類を自力で食べられるようになりました（図4）。おかげで介護者による食事介助の必要がなくなり、奥さまは一緒に食事を楽しむことができるようになりました。

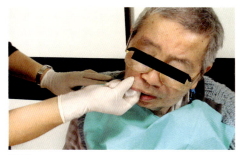

図2 歯科衛生士による頬マッサージ。唾液を増やし、食事への意欲を増加させます。

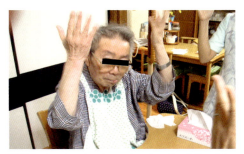

図3 ほとんど反応がなかったAさんが、当院の介入後、手を上げて歌えるまで改善しました。

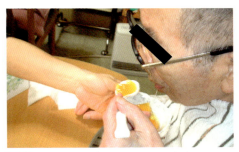

図4 左利き用のスプーンとフォークを紹介。100円ショップにも売っており、手軽です。

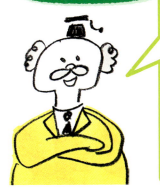

Dr.'s EYE

- 認知症があり要介護度も高い患者さんへの取り組みとして、とてもよい効果を上げられています。食事の際の姿勢を整えて、食事に集中できる環境をつくること、また食具の工夫と利き手交換は、先行期を改善するアプローチになっています。
- さらに咀嚼しやすい口腔内環境を整えることで準備期が改善し、食塊形成が可能になることで咽頭期も改善されることになります。結果的に食事介護の負担が軽減され、患者さんご自身のQOLも高められたといえるでしょう。
- 食事への意欲は全身的な活性につながりますが、逆に全身的な状態により摂食状況が悪くなることもありますから、摂取量や誤嚥の有無については定期的なチェックが必要ですね。

口腔栄養サポートチーム レインボーの場合
〔訪問歯科診療の咀嚼機能評価と訓練〕

篠原 弓月
口腔栄養サポートチーム
レインボー 歯科衛生士

咀嚼指導を取り入れたきっかけ

以前、「総義歯を新製したのに外れやすく、よく噛めない」と悩んでいる患者さんを担当したことがありました。食べることを再び楽しめるようにと、口腔機能や唾液分泌を高めるケアと咀嚼指導を始めたことがきっかけです。

患者さんの反応は？

楽しく口腔体操や歌、おしゃべり、咀嚼訓練を進められました。患者さんは徐々に義歯を使いこなせるようになって咀嚼力がアップし、好物のお寿司など食べられるものや笑顔が増え、ご家族にも喜ばれました。

こんなことを実際にやっています！

● 訪問歯科診療での咀嚼機能評価

筆者が所属する「口腔栄養サポートチームレインボー」は有志の歯科衛生士・管理栄養士が集い、医師、歯科医師、看護師、介護士などの多職種と連携しながら訪問栄養指導、栄養管理、訪問口腔ケア、摂食嚥下訓練などを行っています。また、栄養や口腔ケアの啓発普及活動・介護者支援にも取り組んでいます。

在宅訪問歯科での咀嚼指導は、経管栄養から経口摂取を目指すことや、低下した口の機能を維持・向上することが目標になります。咀嚼では「口内調味」といわれる味や香り、歯ごたえなどを感じられるため、大きな喜びと生きている実感につながります。

口に入れた食べものは、唾液とよく混ぜて咀嚼され、飲み込みやすい形にされ（食塊形成）、口腔から咽頭に送り込まれます。在宅訪問歯科での咀嚼指導では、まずよく噛めているか、咀嚼でどれだけ嚥下しやすい形に処理できているかを食塊の観察で評価します（図1）。

また、脳血管障害の後遺症などで口腔内に麻痺があったり頬の筋力が低下すると、食物残渣が頬と歯肉の間に残り、咀嚼中に臼歯部に食べものをうまく戻せなくなります。ブクブクうがいで頬がしっかり動いているかを観察すると、頬の筋力低下を発見できます。

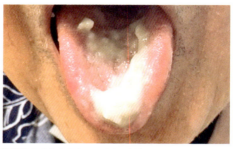

図1 咀嚼能力評価の一例。直接訓練では、患者さんに「ごっくんと飲み込む直前に舌を出してください」と声掛けをしておき、嚥下する直前の食塊を見せてもらいます。このとき食塊は、よくこなれてドロドロ状態になっているはずです。この状態にならなかったら咀嚼機能低下を疑い、機能に合わせた食形態の選択や咀嚼訓練を行います。

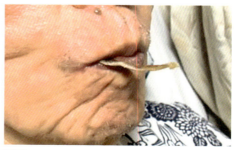

図2 スルメを使った舌の訓練。舌で左右臼歯部に移送することで舌の可動域を広げ、巧緻性を高めます。スルメは咀嚼力向上や、唾液を嚥下する（味のある唾液だとモチベーションが上がる）訓練にも用います。

PART 3 医療・介護の現場における咀嚼指導例

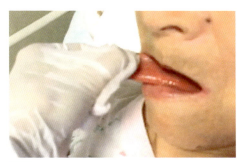

図3 舌引き。舌の自動運動（自分の意思と力で体を動かすこと）ができない場合、濡れたガーゼで把持して前後左右にゆっくり引き出し、舌の可動域を広げます。患者さんの機能やその日の体調を考察して行います。

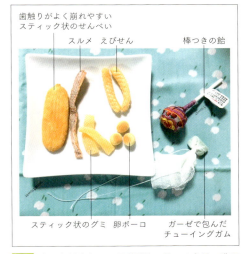

図4 訪問歯科診療での咀嚼訓練に用いる食品。嚥下機能や咀嚼機能、嗜好にも合わせて選びます。なお、写真にある食材全部を用意する必要はありません。

● **訪問歯科診療での咀嚼訓練**

咀嚼機能が低下していると評価したら、安全に食事ができるよう患者さんの摂食嚥下機能に合った食形態に調整し、同時に咀嚼訓練を行います。義歯や臼歯部咬合を得る補綴治療も大事ですが、要介護者の場合、それ以上に全体的な口腔機能が咀嚼を左右します。

口唇の訓練

食べものを取り込んだ後、口唇は咀嚼中、それをこぼさないよう閉じている必要があります。口唇周囲の筋力が低下している場合、口唇の体操や口唇閉鎖訓練、ボタンプル（糸を付けたボタンを口唇で保持させ、術者が口の外に垂らした糸を引っ張り綱引きのようにして口輪筋を鍛える）等の訓練で口輪筋の力を高めます。

舌の訓練

咀嚼では、舌が食べものを左右の臼歯部に運び、まとめて咽頭に送り込むまで大活躍します。咀嚼機能が低下した方にきざみ食が提供されることがありますが、舌の機能が低いと、きざみ食のようなばらけやすい食べものは食塊形成できず、非常に嚥下しにくいものです。舌の体操や、舌圧子、手指などを用いて舌の動きや力を鍛える訓練、舌で口中の食べもの（スルメや棒つきの飴）を左右の臼歯部に移送する訓練（**図2**）を行います。訓練しても動きが弱い場合は、舌マッサージや舌引き（**図3**）をして可動域を広げていきます。

唾液腺の訓練

唾液分泌量の低下には、食前の唾液腺マッサージや咀嚼運動（患者さんにスルメやガーゼに包んだチューイングガムを咀嚼してもらい、唾液分泌をうながして嚥下機能を維持する）で対応します。

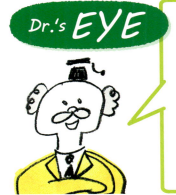

Dr.'s EYE

● 在宅訪問歯科治療と同時に口腔機能評価を行って、必要に応じた改善の取り組み（準備期の運動機能の向上）、食形態を考えた咀嚼指導を行うことは、ひとつの理想形であると思います。

● ここでは、口腔機能訓練により口腔感覚を刺激することで、口唇や舌の運動の改善や唾液分泌機能の向上を試みられています。筋力が低下した場合にすぐに筋力アップを望むのではなく、さまざまな刺激を通して筋運動を調節する能力を向上させることは、生理学的に妥当なアプローチかと思われます。ただし、事前に嚥下機能（咽頭期）障害の程度をチェックしておくことが大事ですね。

あおぞら診療所の場合
〔訪問歯科診療での咀嚼訓練〕

山口 朱見
あおぞら診療所
歯科衛生士

咀嚼指導を取り入れたきっかけ

当院は訪問診療を行う診療所です。医師の訪問診療に歯科衛生士が同行し、歯科の介入が必要な方を歯科医師につなぎます。咀嚼の問題をもつ患者さんが多くおられますし、歯科が食支援を考えるうえで咀嚼は重要なポイントのひとつですから、患者さんのもつ原因に合わせた対応が必要であり、的確な対応により改善に向かうことができると考えて取り入れました。

患者さんの反応は？

長らく咀嚼できなかった患者さんが訓練で咀嚼可能になったり、誤嚥が減る患者さんもおられました。また「食事がおいしくなった」「便秘が解消した」との感想もありました。食形態がレベルアップして食べられるものが増えたり、訓練で筋肉が使われて口元がしっかりしてきたり、「表情が豊かになった」というご家族の反応もありました。

こんなことを実際にやっています！

● 患者さんの機能と今後に合わせた咀嚼訓練を

咀嚼訓練の方針と手段の決定は、各患者さんの口腔内状態だけでなく疾患による身体状態や生命予後、周囲の介護能力や本人・介護者の希望などを考慮します。

歯があり、咀嚼可能な口腔状態の患者さん

咀嚼に関する筋肉の運動（舌を動かす、口唇の閉鎖、頬を膨らませる、開閉口など、図1）や、本人や介護者が行う口腔内・口腔周囲のマッサージ（図2）などを指導します。必要に応じ、舌の力や動き、口唇の力、頬の動きで評価した咀嚼の程度（動き、筋力など）に適した食形態や内容の検討、食べ方の確認を行います。

欠損が多いなど咀嚼困難な口腔状態の患者さん

口腔内の現状と咀嚼の大切さを本人や介護者に説明し、咀嚼可能となるために処置が必要であることの説明、現状可能な処置（歯の充填、部分義歯・総義歯の作成や調整など）と治療についての説明を歯科医師にお願いします。治療後は、義歯を装着して咀嚼訓練を行います。咀嚼訓練では口腔機能の回復・維持のために、手指を使った口腔内と口腔周囲のマッサージや食

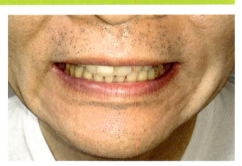

図1 咀嚼に関する筋肉を動かす口腔周囲運動（「アー、イー、ウー、エー、オー」と口を大きく動かす、口唇を閉じて頬を膨らます、すぼめる、舌を左右上下前へ動かすなど）を行い、筋力を保ち口を動きやすくします。

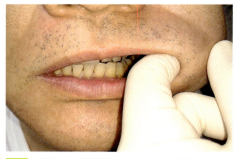

図2 口腔内・口腔周囲のマッサージと指導を行い、咀嚼関連の組織が動きやすい状態へと導きます。

PART 3 医療・介護の現場における咀嚼指導例

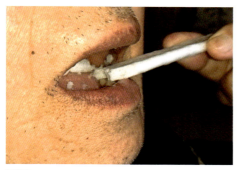

図3 義歯装着後は、軟らかい小児用せんべいなどを使用して、咀嚼訓練を行います。

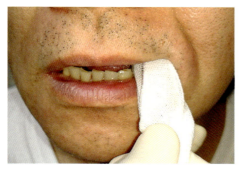

図4 ガーゼに食べものを包んで咀嚼訓練しているところ。患者さんの状態（疾患のほかにも体力、集中力など）に合わせて噛む回数を決めたり、噛んで味わい唾液を嚥下するところまでなどの適した設定下で行います。

べものを使った実際の咀嚼運動（図3）、また個々の患者さんに適した食形態・内容の指導などを行います。

<mark>口腔状態は良いが咀嚼しない・できない患者さん</mark>

● 認知機能に問題がある患者さん

まず口腔内・口腔周囲のマッサージで刺激を与えた後、「○○さん、おいしそうなおせんべいですよ」などと声かけを行い、食べものを見る、嗅ぐなど、五感を刺激し咀嚼を促します。軟らかくかつ咀嚼が必要なもの、歯ごたえのある食べもの（小児用せんべい、シリアルなど）で咀嚼訓練を行います。誤嚥の可能性がある方は、食べものをガーゼに包んで練習します（図4）。

● 筋力低下があったり、長く咀嚼しなかった患者さん

口腔内・口腔周囲のマッサージで刺激を与えた後、開閉口運動（状態に応じ1～10回ほど）、食べものを用いた咀嚼訓練を行います。舌・頬・口唇など食べものを取り込み咀嚼する器官の運動が目的です。乳幼児用せんべいやクッキーといった軟らかい食材のひと口サイズから開始し、「サクサクでおいしいですよ、噛んでみてください」などと声かけして咀嚼を促します。

● 疾患による筋力低下、筋肉拘縮のある患者さん

筋肉の動きやすさを保つため、口腔内・口腔周囲のマッサージや開閉口運動（状態に応じ1～5回ほど）を行います。スルメやたくわんなどから患者さんが好むものを選び、誤嚥防止のためガーゼに包んで咀嚼してもらい、食感や味覚を楽しんでもらいます。

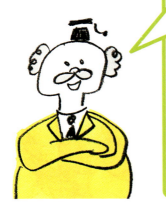

Dr.'s EYE

- 口腔の状態に加え、身体状況や周囲の介護能力を考慮して咀嚼訓練が行われています。こうした歯列や咬合の状態を考慮したアプローチは良い着眼点で、患者さんやご家族に補綴治療の必要性を理解していただき、治療介入することでより効率的な機能向上につながることが期待されますね。
- 口腔周囲のマッサージは口腔感覚の刺激として効果的ですが、さらに開閉口訓練や実際の食品を咀嚼するなどの訓練が加わり、患者さん自身が運動することで、筋の使い方などを自然に感じて確認できるという意義があると思います。
- 口腔器官の動きがスムーズになれば、次は咀嚼運動を取り戻す訓練が必要になってきます。ガーゼに包んだ食品を咀嚼してもらうことは、誤嚥のリスクを考慮しながら味覚や嗅覚で咀嚼による喜びが生まれます。食行動を取り戻すきっかけになるという点で、有効なアプローチと言えるでしょう。

原土井医院歯科の場合
〔病院での咀嚼訓練〕

岩佐 康行
原土井医院歯科
歯科医師

咀嚼指導を取り入れたきっかけ

当院の入院患者さんには要介護高齢者が多く、そのなかには義歯を使用していない方も多くいます。咀嚼の改善を期待して義歯を作製してもうまく咀嚼できないことがあり、咀嚼訓練を行うようになりました。

患者さんの反応は？

患者さんに「形があるものを食べたい」という意欲がある場合には、積極的に応じてくれます。ただし、脳血管障害や認知症の程度によっては指導の効果が低下するようです。なお、重度の認知症は適応外としています。

こんなことをやっています！

● 当院における咀嚼訓練の対象

当院で咀嚼訓練の対象となるのは、主に肺炎で入院となった高齢者です。食物を摂取するときの口腔顔面部の動き、嚥下造影や嚥下内視鏡検査の結果、さらに認知機能や「形があるものを食べたい」という意欲などから訓練対象者を検討します。

義歯非装着でミキサー食などを摂取している患者さんでは、義歯を修理、または新製して固形食を提供すると咀嚼可能になる場合があります。これは以前の口腔内評価時に、咬合状態からなんとなくミキサー食を提供された結果、咀嚼せずに食べていたという可能性もあります。特に認知症患者では注意が必要です。

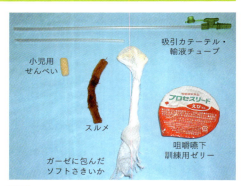

図1 咀嚼訓練に用いる用具と食品。吸引カテーテルや輸液チューブは15cm程度に切って用います。食品は小児用せんべい、ソフトさきいかをガーゼで包んだもの、咬合力が強い場合に用いる10cm程度に切ったスルメ（軟らかめ）、咀嚼嚥下訓練用ゼリー（写真はプロセスリード®、大塚製薬）。

● 咀嚼訓練で用いるツール

当院で咀嚼訓練に用いるツールにはさまざまなものがあります（図1）。吸引カテーテル（輸液チューブでも可）は硬さが均質なことが利点ですが、噛んでも味気なく飽きられやすいことが欠点です。ソフトさきいかは噛むと味がするため、患者さんの受け入れが良好でよく使用します。誤嚥に注意が必要な場合は、さきいかをガーゼで包んで使用します。

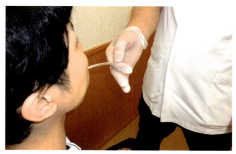

図2 咀嚼訓練時は、観察しやすいように患者さんの正面に立ちます。用具や食品を指先で軽く保持し、その先端を患者さんの臼歯部咬合面に置きます。

● 咀嚼訓練の順序と内容

　咀嚼訓練でまず行うことは、左右それぞれの臼歯部で単純に噛むことです。術者は咀嚼のようすが観察しやすいように患者さんの正面に立ち、開口してもらって食物（当院の場合ガーゼに包んだソフトさきいか。咬合力が強い場合はスルメを包む）の先が臼歯部咬合面に来るよう手で保持し、噛んでもらいます（図2）。噛むと唾液分泌が増えますが、むせるようなら噛む回数を指定して、指定回数咀嚼後に意識的に唾液を「ゴックン」と嚥下してもらいます。

　次に舌と下顎の協調を訓練します。術者がソフトさきいかの端を指先で軽く把持して患者さんの口に入れます。口唇は少し開いたままで、術者が「左、右、左、右」と指示するとおりにさきいかを頬や舌で左右臼歯部に移動させて噛んでもらいます（図3）。その後さきいかを動きの悪かった側でよく噛み、食べてもらいます。咬頬があって咀嚼しづらい場合は、切った発泡トレーで頬を保護します（図4）。頬や口角、舌が下顎の動きと協調しスムーズに動けば、次の段階に進みます。

　最終段階では、小児用せんべいなどの唾液で崩れてまとまりやすい食べものから実際に咀嚼嚥下してもらいます。咀嚼嚥下訓練用ゼリーも使うことがありますが、経験上、サクサクとした歯ごたえがあるものが好まれるようです。これをクリアできれば、軟飯やひと口大カットの軟菜食など、段階的に咀嚼嚥下がむずかしい食形態にレベルアップしていきます。

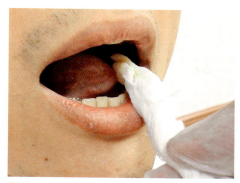

図3　舌でソフトさきいかを左右の臼歯部に動かし、噛んでいるところ。少し開口してもらうと、舌の動きが観察しやすくなります。

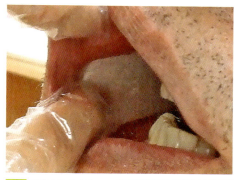
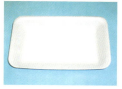

図4　咬頬の防止方法。脳血管障害などで頬を噛んでしまう患者さんには、発泡トレー（右）を切って使用します。やや厚みのある感じですが、使用感は良いようです。なお厚紙も試してみましたが、厚さは感じないものの硬いことが欠点です。

Dr.'s EYE

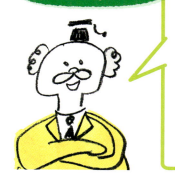

- 咀嚼のポテンシャルを引き出すための、段階的な訓練プログラムが示されています。
- 患者さんはまだ食塊形成ができない状態ですから、誤飲や誤嚥を防止する必要がありますが、さらに頬粘膜の誤咬にも配慮されているところがいいと思います。咀嚼時の顎の開閉運動と協調した頬筋や口輪筋の収縮と弛緩のリズムは、取り戻すのに時間がかかることがあるからです。
- こうした味覚刺激や、運動感覚刺激を利用した嚥下をともなわない咀嚼訓練をていねいに行うことで、次に食塊形成しやすい食品で嚥下をともなう訓練へと進み、次第に食形態をレベルアップしていくための基礎力が得られるのではないでしょうか。

東京医科歯科大学歯学部附属病院の場合
〔病院での咀嚼機能評価〕

若杉 葉子　戸原 玄
東京医科歯科大学大学院
医歯学総合研究科 高齢者歯科学分野

咀嚼指導を取り入れたきっかけ

嚥下障害の患者さんの食事場面を観察するなかで、現在の食形態は適しているのか、ミキサー食を食べている要介護の患者さんに咀嚼の動きはないか、あるなら義歯を作る意義や食形態の改善の余地があるのではないかと考えました。そこで、嚥下障害のある患者さんでも容易に食べられるせんべい（図1）を用いて、咀嚼機能を簡便に評価する「サクサクテスト」を行いました。

患者さんの反応は？

絶食中、もしくはミキサー食や極きざみ食など咀嚼が不要な食形態を摂取している患者さんの43例中36例（84%）で咀嚼運動がみられ、誤嚥なくせんべいを摂取できました。せんべいを自分の手で持ち、咀嚼する音を聞きながらうれしそうに食べる患者さんは少なくありません。これは病院だけでなく、訪問歯科でも使うことのできる、簡便な方法といえると思います。

こんなことを実際にやっています！

●「サクサクテスト」の実施方法

入院患者さんの食事場面をみていると、咀嚼が不要な食事を摂るべき理由が口腔機能の低下か、咽頭機能の低下か、「なんとなく」なのか、わからないことが多くあります。咀嚼や食物摂取には中枢（脳血管障害やパーキンソン病など疾患の影響）、口腔内（歯の欠損、義歯の不適合、口腔乾燥など）、食品物性（食塊形成の容易さ）が影響しますが、嚥下障害の患者さんにも食べやすい試料を用いることで、簡便で的確な咀嚼機能評価を行います。

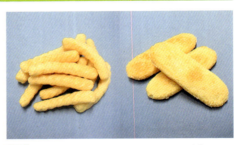

図1　サクサクテストに使用するせんべいの例。

表1　「サクサクテスト」の対象と評価法

対象患者		評価法
対象となる患者さん ● 意識状態が良好 ● とろみを誤嚥なく摂取できる ● 座位をとることができる	非対象となる患者さん ● 左記の対象患者以外に、筋萎縮性側索硬化症（ALS）や多系統萎縮症（MSA）のように舌の機能が低下し、明らかに咀嚼が困難と思われる患者さん	● 下顎の動きの観察（図2、3） ● 咀嚼回数があまりに少ない場合は、咀嚼の動きがあっても咀嚼が不十分なことが多いため注意が必要となる

PART 3 医療・介護の現場における咀嚼指導例

実施対象は、嚥下障害が疑われながらも意識状態が良好で、とろみのある食べものを誤嚥なく食べることができ、かつ座位のとれる患者さんとします（**表1**）。

テストには、えびせんやソフトせんべい（例：ハッピーターン®、ソフトサラダ®）などのサクサクした噛み心地のせんべいを使います。ただし大判のせんべいだと口に入らず前歯で噛み切れないため、細長く口に入れやすい形状のものを選びます（**図1**）。サクサクした歯触りのせんべいは、適度な硬さがあるため咀嚼を誘発しやすい、また咀嚼後に唾液と混和されやすく、口腔機能が良好であればペースト状になって咽頭へ送り込まれていくという特長があります。患者さんに食べてもらい、咀嚼時の下顎運動や咀嚼回数の観察などを1分程度行います。

下顎運動の観察では、下顎が回転しながら左右に動いているか、口角の左右への引きが見られるか（食物を噛みしめているサイン）といった点を見ます（**図2**）。上下に下顎が動いているだけでは臼歯部でのすりつぶしや食塊形成がなされていないため、咀嚼運動は起きていないと判断します（**図3**）。噛むことができたら、せんべいを日常的におやつとして食べてもらいます。

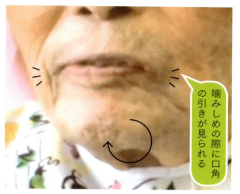

図2 咀嚼時の下顎の動きの観察（噛めている場合）。咀嚼していると下顎が咀嚼側に動くため、左右に回転しながら動いていれば咀嚼運動ありと評価します。口角の引きが見られることも多くあります。

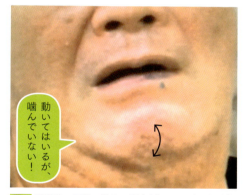

図3 咀嚼時の下顎の動きの観察（噛めていない場合）。下顎が上下運動するだけでは、咀嚼運動は起きていないと判断します。

● 「サクサクテスト」で検証

回復期病院の入院患者さん43例（絶食中もしくはミキサー食や極きざみ食など咀嚼が不要な食形態を摂取

食塊形成良好例　　　食塊形成不良例

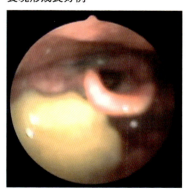 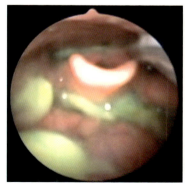 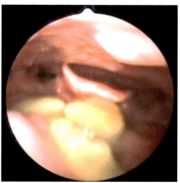

図4「サクサクテスト」時の嚥下内視鏡（VE）画像。
図2のような食塊形成良好例では、左のVE画像のように食べものがよく粉砕され、唾液と混和され、ペースト状になって咽頭に送り込まれてくる。図3のような食塊形成不良例では咀嚼が不十分なため、右2つのVE画像のように形の残った状態で食べものが咽頭に送り込まれてくる。その理由は義歯不適合であったり、舌の機能低下であったり患者さんによって異なり、それぞれ対応を検討する必要がある。

している患者さん）に、「サクサクテスト」を実施し観察したところ、36例（84％）で咀嚼運動がみられ、誤嚥なくせんべいを摂取することができました。

なかには、無歯顎でも顎堤でせんべいを粉砕し食べた人もいました。舌の機能が正常なため、咬合部位が消失しても舌の動きで咀嚼を代償できた例です。また、舌の機能低下を認めた例で、義歯作製後に食塊形成能が改善した人もいました。こうしたことから、舌の動きと咬合歯数は互いに補償しあう関係であると考えます。また、咀嚼機能は簡単には消失せず、食品を選べば摂取できる可能性も示唆されました。

摂取不可能の7例は、咀嚼運動が生じるものの摂取できなかった2例（義歯不適合による口腔期障害、ペースト食も誤嚥した咽頭期障害各1例）、咀嚼運動が生じなかった5例（下位中枢の障害疑い、意識状態不良各2例、認知機能低下による上位中枢障害1例）でした。

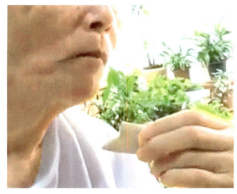

図5 胃ろうで絶食中だったＡさんは、今では毎日せんべいを食べていらっしゃいます。患者さんたちの「お楽しみ」となっている経口摂取は、ゼリーやペースト食など均一の食感のものが多く、それに物足りなさを感じる方もいます。そうした方々の噛みたい気持ちに応える要素も、「サクサクテスト」には含まれるようです。

● **歯科治療への応用ができる！**

こうした簡易な咀嚼機能評価により、入院患者さんへの歯科治療の必要性が検討できます。たとえば段階的摂食訓練の前段階、すなわち直接訓練の段階で咀嚼機能を評価できるため、時間を要する義歯治療の要否の判断を早期に行うことができます。もちろん在宅の要介護患者さんにも同じように実施し、噛めるのであれば義歯の作製を検討することができます。

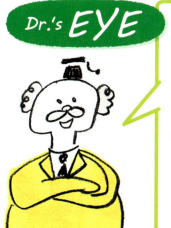

Dr.'s EYE

- 咀嚼・嚥下機能が低下した、回復期や慢性期の患者さんの咀嚼ポテンシャルを評価する目的で行われる「サクサクテスト」では、咀嚼を必要とする食品でありながら、嚥下障害があっても誤嚥の危険が低い被験食品としてソフトせんべいが選ばれています。咀嚼運動によってせんべいをつぶす「サクサク」という音の心地よさが、患者さんの咀嚼の意欲を引き出す良いポイントになっているのではないでしょうか。
- ここで示されている80％以上の方（中枢神経系に重度の障害がない方）に咀嚼運動を誘発することができるというデータは、咽頭期の問題が軽度の場合は、準備期や口腔期での食塊形成がうまく行くと摂取する食品の幅も広がり、咀嚼の楽しみが回復し、より良い方向に進むことを示していると思います。

新潟大学医歯学総合病院 義歯診療科の場合
〔病院での咀嚼訓練〕

堀 一浩
新潟大学大学院医歯学総合
研究科 包括歯科補綴学分野

咀嚼指導を取り入れたきっかけ

大学病院である当科では、主に急性期の患者さんを扱っています。脳梗塞などを発症し嚥下障害になった患者さんに対しては、まず嚥下訓練をして咀嚼しなくてもよい食べもの(嚥下食など)を摂取してもらうところから始まります。しかし、退院後の患者さんは社会的な環境に応じて、ある程度、形のある食事を食べる必要が出てきます。したがって入院中に食塊形成能力が低下した人には、その能力を再獲得していただく必要があります。

患者さんの反応は？

ペースト食から軟菜・きざみ食まで「食上げ(食物の咀嚼嚥下レベルが上がる)」することによって、噛んで食事をすることができ、形のあるものを食べることができた、と喜んでもらえることが多いです。自宅でペースト食を用意するのはけっこう手間がかかりますし、既製のペースト食を毎食購入するのは金銭的な負担が大きくなります。退院後の食事指導をすることで、どのような食事をしたらよいのか心配していた患者さん本人やご家族にも安心してもらえます。

こんなことを実際にやっています！

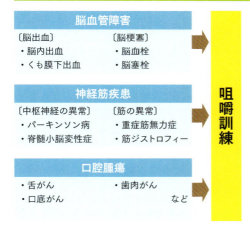

図1 大学病院における、咀嚼訓練を必要とする患者さんの例。歯科医院の通院患者さんがこうした疾患の既往となった場合、退院後や施設入所後の患者さんに歯科ができることは多くあります。

● 大学病院で咀嚼訓練が必要な患者さんとは

大学病院にはさまざまな疾患を抱えた患者さんたちが入院しており、脳血管障害や神経筋疾患、口腔腫瘍など嚥下障害を合併する疾患をもつ患者さんも多くおられます。こうした患者さんの嚥下障害に対し、一般的には嚥下スクリーニング検査のほか、食事の観察や嚥下内視鏡検査(VE)や嚥下造影検査(VF)による機能評価を行って病態を正確に把握します。その結果、嚥下障害が軽度だったり改善が見られると経口摂取を開始しますが、ほとんどの場合、咀嚼を必要としないペースト食に近いものから食物摂取を開始してもらいます。

当院は急性期病院であるため入院期間は限られており、回復期病院へ転院する人、介護施設へ入る人、在宅療法へ移行する人などその転帰はさまざまです。経口摂取状況(経管栄養が必要か、食事摂取に介助が必要か)によっても、行き先が変わる場合があります。

患者さんが自宅へ復帰して在宅療法へ移行する場合には、個々に適した食事を用意できる環境かどうかに注意を払う必要があります。普通食とは異なる特別な食事の用意は、ご家族にとって負担が大きいからです。したがって、ある程度形のある食事を口から食べられるようになってから退院できれば、患者さんのQOLを上げるだけでなく、ご家族の負担を減らすことにもなります。また同じ栄養量を摂るとしても、食形態のレベルが上がっているほうが効率よく摂取でき、患者さんの身体的負担を軽減できます。そのためには、可能であれば入院中に咀嚼機能を含む食塊形成能力を獲得する訓練を行う必要があります。

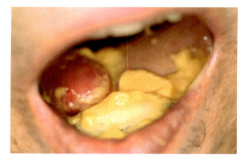

図2 咀嚼能力の評価方法① 食事の観察。食べものをうまくとらえることができず口腔前方に残ってしまっています。この場合食塊搬送能力の低下と判断します。

● 咀嚼能力の評価

ペースト食からの「食上げ」を考える場合、まず食事の観察をして食塊形成能力の評価をします。一般的に咀嚼を必要としない食べもの、たとえばペーストやゼリーを摂取している場合でも、食事中の舌や下顎の動きをよく観察します。丸飲みに近い人は、舌などをほとんど動かさずに嚥下していることがわかります（**図2**）。また、嚥下内視鏡検査や嚥下造影検査が行える環境であれば、咽頭期だけでなく準備期や口腔期の評価を行うように心がけます（**図3**）。

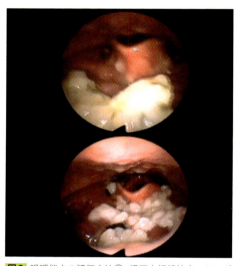

図3 咀嚼能力の評価方法② 嚥下内視鏡検査。おにぎりを食べてもらった場合の、よく咀嚼された食塊（上）とあまり咀嚼されていない食塊（下）。

● 咀嚼訓練方法の選択と実施

歯での咀嚼が難しい場合

咀嚼による食塊形成能力が低い場合は、ペーストやゼリーなどの咀嚼を必要としない食べものでも、口腔内で舌を使ってよく押しつぶすことを意識してもらいます。

食塊をコントロールする力が衰えている場合

歯があっても食塊をコントロールする能力が衰えており、食べものを舌で上下顎の歯列間にもっていくことができない場合もあります（**図2**）。その場合、ロールワッテやガーゼでくるんだガムなどを使って口腔内での保持能力を高める訓練を行います（**図4**）。なおガムをワッテやガーゼごと誤飲しないように、デンタルフロスなどで結んでおきます。訓練時には、患者さんに口を開けてもらって左右どちらかの臼歯部上にガムを置き、舌や頬、口唇などを使って反対側の臼歯部上

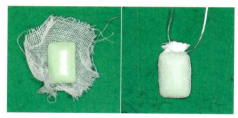

図4 ロールワッテやガーゼでガムをくるんだものを咀嚼訓練に用います。誤飲防止のためにデンタルフロスを一緒に結びます。

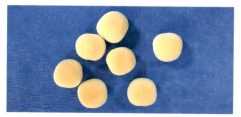

図5 筆者が食品を使用した咀嚼訓練に用いるボーロ。噛んでいる感覚がわかりやすく、粉砕されたあとはペースト状になって食塊になりやすい食品です。

へ運ぶ運動をしてもらいます。デンタルフロスは口の外に出しておき、観察側が手に持っておきます。ガムを反対側の臼歯部上に運ぶことができたら、また元の臼歯部上へ戻す、ということを繰り返します。このようにして、咀嚼訓練後に食べものを口腔内でコントロールする能力をトレーニングします。

実際に食べられる食品を使っての咀嚼訓練

　この訓練は、味がしっかりついており、ある程度噛みごたえがありつつすぐにつぶれ、その後ペースト状になる食べものから始めるとよいでしょう。筆者は、ボーロや赤ちゃん用せんべいなどを用いています（図5）。認知症などのために、随意的な（自らの意識下で行う）押しつぶし動作を行うことができなくても、簡単に破砕される食品を使うことで、咀嚼能力が反射的に引き出される場合があります。また入院中の患者さんの嚥下能力がある程度回復した後には、咀嚼能力を確かめるためにこうした食品を用いることもあります。

　なお咀嚼訓練を行う前に、あらかじめ義歯の調整を行い咬合支持などの口腔内の形態を整えておくことも重要です。

退院、転院、施設入居後も訓練を続けてもらうために

　退院前に、患者さん本人やご家族へ食事時の姿勢や、とろみの有無など適した食形態について指導を行います（図6）。また転院や施設入所される場合でも、摂食嚥下能力、咀嚼能力についての評価とともに、個々の患者さんにどのような食事が適しているのか情報提供をしておくとよいでしょう。

食事について

食事や飲水の際、以下の点にご注意ください。

〔姿勢〕
座位／リクライニング座位／（　　　）°リクライニング位

〔介助〕
セッティング／見守り／一部介助／全介助
〔　　　　　　　　　　　　　　　　　〕

〔食形態〕
主食：制限なし／粥（全粥・七分粥・五分粥）
副食：制限なし／軟菜／五分菜／半固形
とろみ・刻み：
　・とろみ（なし／あり〔とろみの程度：液体200mlに対しとろみ剤（　　　）本程度〕）
　・刻み（なし／あり）

〔ひと口量の制限〕
無／有〔　　　　　　　　　　　　　〕

〔水分摂取時の制限〕
禁水／無／有（スプーン1杯・コップ飲み・ストロー飲み・吸い飲み）

〔嚥下方法〕
制限なし・有（食事時・飲水時）
〔右向き・左向き・息こらえ嚥下・嚥下後の咳嗽・複数回嚥下・その他（　　　　　）〕

●注意事項

図6 筆者が退院、転院、施設入所される患者さんとご家族に伝えている、咀嚼・嚥下能力に関する情報（カッコ内には患者さんごとに数字など具体的な情報が入ります）。歯科医院での治療や訪問歯科でもこうした情報の把握は重要となります。

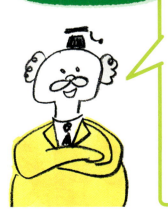

Dr.'s EYE

- 急性期の患者さんに対する摂食機能のリハビリテーションでは、まず嚥下機能の評価（観察、VE、VF）を行い、嚥下障害が軽度であることを確認してから、咀嚼指導が行われています。咀嚼が食塊形成能力として位置づけられていますね。ここでも観察が重要で、「歯での咀嚼がむずかしいのか」「食塊を舌でコントロールするのがむずかしいのか」の区別がポイントになっています。転院あるいは退院後の環境への適応を考えて可及的な「食上げ」を実現するために、状況に合わせた段階的な指導方法が設定されています。

- 実際の食品を使っての咀嚼機能評価は、食行動を意識することができるので良いと思います。急性期病院退院時に、どのような訓練を受けてどのような状況であるのかの情報提供が、退院後の患者さんを受け継ぐ方たちの役に立つことは、言うまでもありませんね。

日本歯科大学 口腔リハビリテーション 多摩クリニックの場合
[専門医療機関での咀嚼訓練]

菊谷 武
日本歯科大学
口腔リハビリテーション多摩クリニック

咀嚼指導を取り入れたきっかけ

当院には、さまざまな病気で口腔の運動機能が低下し摂食嚥下障害になっている患者さんが多く来院しています。当然のことながら咀嚼障害も存在し、その取り組みが必須となっています。

患者さんの反応は？

咀嚼機能の向上は食の楽しみにつながることから、患者さんは前向きに取り組んでくれます。また器具を用いた訓練は、単に「舌を口蓋に強く押しつけてください」という訓練よりも、モチベーションが高くなります。

こんなことを実際にやっています！

● 舌の機能を訓練して咀嚼力アップ！

咀嚼には、舌の機能は欠かせません。筆者らは、舌の機能訓練を行う際に有用なデバイス「ペコぱんだ」を開発しています（図1）。口腔運動訓練で筋力や持久力を訓練するには、レジスタンス訓練（抵抗訓練）が必要となります。レジスタンス訓練では、運動の負荷を与え、目的に応じてその負荷を変える必要があります。ペコぱんだは固さ別に5種類あり、個々の患者さんの能力と訓練目的に応じた使用を可能にしています。

●「ペコぱんだ」を使った舌の訓練方法

デバイスを口腔内に挿入し、舌で突起部を口蓋に向けて押しつけます。突起部がつぶれると小さく「ペコッ」と音がするようになっており、訓練の確認ができます。一般にレジスタンス訓練で筋力向上を目的とする場合は、高負荷でかつ少ない回数で訓練を行い、セット間に十分な休息時間をとることが推奨されています（図2）。なお負荷については、最大筋力からやや低めに設定します。

また筋持久力の向上を目的とする場合は低負荷で頻回に実施し、休息時間は短くすることが提唱されてい

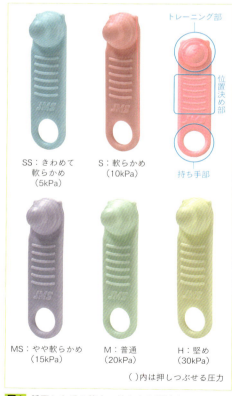

SS：きわめて軟らかめ（5kPa）
S：軟らかめ（10kPa）
MS：やや軟らかめ（15kPa）
M：普通（20kPa）
H：堅め（30kPa）

（ ）内は押しつぶせる圧力

図1 低下した舌の筋力・持久力を訓練する舌トレーニングデバイス「ペコぱんだ」。筋力に応じて訓練負荷を変えられるよう、5種類をそろえています。
（1箱10本入り800円［税抜］、製造：ジェイ・エム・エス、販売：ジーシー）

ます。負荷は最大筋力の約半分程度で訓練をすると良いとされています。そこで、あらかじめ舌圧計を用いて患者さんの舌の最大筋力を測定しておきます。なお、入所要介護高齢者83名（平均年齢82.0±7.7歳）を対象にした最大舌圧の調査の結果、最大舌圧が食事中のムセの有無や食形態などと関係があることが、筆者らの研究で明らかになっています[1]。

得られた舌圧をもとに、デバイスの種類を選択します。舌圧計で舌圧が測定できない場合は、各デバイスを実際に舌で押してもらうことでだいたいの舌圧が測定可能です。これにより、一律になりがちな訓練を患者さん個人にあったテーラーメイドの訓練とすることができます。さらに、患者さんに明確な目標を設定することができ、訓練の効果は高いと考えています。

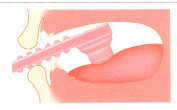
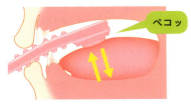

①ペコぱんだのトレーニング部を舌の上に乗せ、位置決め部を歯でくわえます。

②舌でトレーニング部を押し上げます。

図2 「ペコぱんだ」の実施方法。
・舌筋力の向上目的：5回×3セット×3回（何とかつぶせる硬さのものを選択）
・舌の持久力向上目的：10回×3セット×3回（簡単につぶせる硬さのものを選択）

● 実際の使用でも結果が出ています

腸瘻にて栄養摂取をしていた高齢患者さん（80代男性）の事例です。初診時から「ペコぱんだ」を使った咀嚼訓練を導入し、腸瘻抜去後も継続しました（**図3**）。

すると初診時14kPa程度だった舌圧が、4ヵ月後には20kPaを超え、食形態もペースト状から軟菜食（嚥下調整食分類コード4）程度にまで上がって咀嚼が可能となりました。嚥下のリハビリテーションが奏効し、咀嚼力の改善を見たものと考えられます。

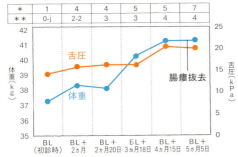

図3 実際の使用では、嚥下機能・咀嚼機能の改善とともに、摂食機能・栄養状態の改善を示しました。

1. 児玉実穂，菊谷 武，吉田光由，稲葉 繁．施設入所高齢者にみられる低栄養と舌圧との関係．老年歯科 2004;19(3):161-168.

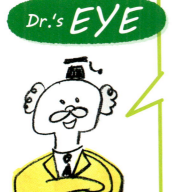

Dr.'s EYE

● 咀嚼における舌のはたらきは、顎や歯のはたらきと比べて見落とされがちですが、非常に大きなものがあります（19ページ参照）。食べものを口腔に取り込んでから前歯で咬断し、臼歯部に運び、さらに細分化して食塊を形成し、嚥下前に咽頭へ移送する過程のすべてにおいて、舌の巧妙で三次元的な動きが必要になります。また嚥下時に口腔・咽頭から食塊を一掃するためには、舌の口蓋への強い押しつけが不可欠です。

● 舌圧計を使った機能評価（Part 2-4参照）が可能になった現在、こうした簡便な器具を使って段階的に舌の筋力をアップするリハビリテーションは、大学病院だけでなくさまざまな臨床シーンで積極的に取り入れたいですね。

せんだんの丘の場合
〔介護老人保健施設での咀嚼指導〕

秋山利津子
医療法人社団東北福祉会介護老人
保健施設 せんだんの丘 歯科衛生士

咀嚼指導を取り入れたきっかけ

入所者の口腔ケアを行っているうちに、食事場面を見ることなしに自分の仕事は成り立たないと気づかされました。歯があるのにきざみ食やミキサー食指示のまま入所されている方、噛むことが置き去りにされていた方もいました。

患者さんの反応は？

現在80代、90代の方々は「歯を抜かれて当たり前の時代だった」とおっしゃいます。ブラッシング方法もきちんと聞いたことはなかったとのこと。「もっと早く話を聞けていればよかった」というお声をいただくことがあります。

こんなことを実際にやっています！

● 健常者への咀嚼指導

筆者は、介護老人保健施設の常勤歯科衛生士として、仙台市から受託した介護予防事業（「元気応援教室」）や、地域包括センターの依頼を受けて行う介護予防教室で咀嚼の大事さを伝えています。その際は、有名な「ひみこのはがい～ぜ」「ひとがすき」など噛むことの効果をうたったリーフレットを使ってお話しします（図1）。

● 咀嚼の5大効用「ひとがすき」

ひ	肥満を防ぐ	よく噛んで食べると、満腹中枢が刺激されて食べすぎを防ぐことができます。
と	糖尿病を防ぐ	よく噛むと血糖値が上がりにくく、消費カロリーも増加します。
が	がんを防ぐ	唾液中の酵素には、発がん物質の作用を抑制する役割があるという研究結果があります。
す	ストレスを発散する	集中力を高め、歯ごたえを感じることでストレスを緩和します。
き	記憶力アップ	よく噛むことは脳細胞に刺激を与え、活性化を促します。

● 咀嚼の8大効用「ひみこのはがいーぜ」

ひ	肥満を防ぐ	よく噛んで食べると、満腹中枢が刺激されて食べすぎを防ぐことができます。
み	味覚の発達に影響を与える	よく噛んで味わうと、食べものからいろんな味の情報を得ることができます。
こ	言葉の発音がはっきりする	咀嚼は口腔周囲の筋肉を使いますし、よく噛むため歯並びを整えると滑舌がよくなります。
の	脳の発達に影響を与える	よく噛むことは脳細胞に刺激を与え、活性化を促します。
は	歯の病気を防ぐ	よく噛むと唾液分泌が促され、口腔内をきれいにします。
が	がんを防ぐ	唾液中の酵素には、発がん物質の作用を抑制する役割があるという研究結果があります。
い	胃腸のはたらきを促進する	胃腸の消化酵素分泌が促進され、消化を促します。
ー ぜ	全身の体力向上と全力投球が可能に	力を入れたいとき、しっかりと歯を食いしばることで力を振り絞ることができます。

図1　咀嚼の効果をうたった標語の例。「ひみこのはがいーぜ」は8020推進財団（http://www.8020zaidan.or.jp/info/effect8.html、2017年1月12日アクセス）、「ひとがすき」は新潟県歯科医師会と新潟県歯科保健協会（http://www.kenko-niigata.com/21/step2/sp_kuchi/01kamukouka.html、2017年2月20日アクセス）によるものです。こうした親しみやすいキャッチコピーで咀嚼の大切さを伝え、歯科医院の患者さんにも噛むことや噛むための口腔機能の必要性を意識してもらえることを期待します。

PART 3　医療・介護の現場における咀嚼指導例

● 通所施設（デイケア）利用者への咀嚼指導

　通所施設利用者への咀嚼指導では、歯科衛生士から気さくに声をかけていき、お口の相談に乗っていきます。歯科受診の必要がある方も多く、ケアマネジャーやご家族へ電話にて状況説明をします。また口腔機能向上サービスのなかでセルフケア（ブラッシング）の評価、口腔器官のトレーニング、食事指導などを行います（図2）。

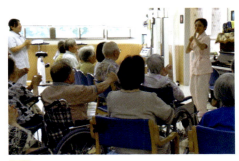

図2　通所施設利用者への咀嚼指導の例。筆者らは「Mの会」と名づけたイベントを開催しています。この名称は「Music・Memory・Mouth」の頭文字をとりました。内容は楽しみながら歌を歌うコーナー（口の筋肉を使ってもらう）、ミニ口腔講話、口腔体操などで、楽しい思い出としても残してもらいたいと思っています。

● 介護老人保健施設入所者に対する口腔ケア

　当施設の入所者への口腔ケア（咀嚼指導を含む、要介護1～5の方が対象）では、全員に口腔アセスメント（後述）を実施します。義歯の非装着や不具合があったり、口腔内に噛める歯があっても認知症やその他の要因から適切に噛めていない方をスクリーニングします（図3）。そのうえで食形態の検討や、必要な方には歯科治療受診の提案や実施（訪問歯科医師との連携）、多職種とのカンファレンスを行います（図4）。義歯を使用していなかったために入所時にミキサー食指示となっている方も、当施設では生活機能の向上目的としてできる限り食形態レベルを上げられるよう、各専門職がかかわっていきます。

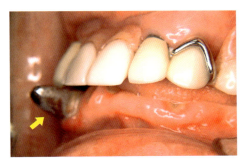

図3　介護老人保健施設入所者への口腔管理の例。認知症のAさんは、入所時から3の動揺が進行しており（矢印）、噛むと痛いため食事摂取が進みませんでした。そこで訪問歯科治療にて抜歯、上顎に部分床義歯、下顎に総義歯を作製しました。もちろんそこで終了ではなく、食事観察を含めた義歯管理には施設内の歯科衛生士が継続してかかわります。

　そのなかで歯科衛生士は、使用義歯の有無や、義歯を使用しなくなった入所者にはそれはいつごろからで、なぜ使用しなくなったかなど生活の経緯をご本人やご家族にうかがいながら口腔機能を評価し、口腔ケアプランを立てます。口から食べられないのは咀嚼機能の低下だけでなく、嚥下機能や認知機能の低下が要因の場合もあるため、各専門職とともにケアを進めます。また食形態の決定は直接食事を観察するのが一番と考え、歯科衛生士も入所者の食事の配膳や下膳、食事介助に入り、問題があれば食形態の検討を行います（図5）。

　一般歯科医院でも、「最近噛みにくい食べものはないですか？」などとさりげない会話の中でうかがったり、直接咀嚼筋に触れて左右差なく適切に噛めているかの確認を継続して行うことで、歯科側は噛む力のモニタリングの、患者さんには噛むことへの意識を高めるきっかけになるのではないでしょうか。

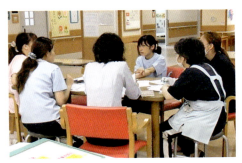

図4　ケースカンファレンス。入所者ひとりひとりのケアプランについて、関係職種が定期的に集まり検討会議を開きます。ここで歯科衛生士は口腔ケアプランを説明し、多職種と情報共有を行います。

● 要介護者への口腔アセスメントとその必要性

当施設が入所者全員に行う口腔アセスメントでは、①要介護度／②家族構成／③生活歴／④既往歴／⑤本人・家族の意向／⑥ADL自立度（日常生活自立度、寝たきり度とも）／⑦認知症スケール／⑧食形態／⑨服薬状況／⑩身体状況／⑪口腔の乾燥／⑫口臭／⑬開口度／⑭義歯の有無や適合／⑮残存歯数／⑯口唇閉鎖／⑰舌の可動域について情報収集を行います。

①～⑩の情報は入所前に支援相談員から送られてくるメールから収集し、⑪～⑰は入所後に入所者本人やご家族からお話をうかがいながら診査していきます。

当施設開設当時の2000年4月末時点で、入所者46名（男性9名、女性37名）のうち義歯使用中の方は33名でした。このなかで義歯が不適合だったり、クラスプを切断しての増歯を要する方、歯周病で動揺がある方、片側の義歯を紛失したなどの事由で使用していない方など、歯科診療が必要な方は21名おられました。

現在は、歯科衛生士が直接外部の歯科医師と連携をとり、訪問歯科診療を入所者の方々に継続して受けていただいていますので、開所当時のように問題は多くありません。しかし多くの介護施設では、口腔内の細かい観察をできず、歯科治療の必要性さえ理解されずにいる現状にあります。地域の歯科医院が介護老人保健施設にかかわり、こうした口腔アセスメントから始めることで、入所者の噛む機能を引き上げることができると思っています（図6）。

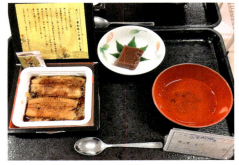

図5 咀嚼機能に合わせてさまざまな形態の食事を用意すると同時に、入所者には食べる楽しみを感じていただきたいと考えています。たとえば土用の丑の日には、通常の食事の外観を大切にしつつきわめて軟らかい物性に調整された摂食回復支援食のうな重（あいーと®、イーエヌ大塚製薬）を提供しています。お吸い物と水ようかんは手作りで、それぞれの入所者の口腔機能に合ったものを提供します。

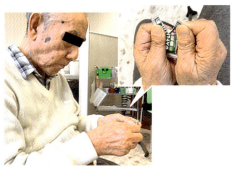

図6 介護老人保健施設入所時は車椅子でしたが、杖歩行まで回復して在宅復帰された利用者さん。現在は通所リハビリテーションを利用中で、入所中に調整を行った義歯の使用状況をうかがいながら、口腔機能向上サービスの一環として咀嚼チェックガムでの咀嚼能力評価を行うなどしています。

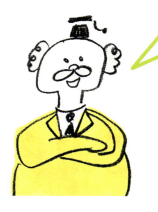

Dr.'s EYE

- 介護老人保健施設に常勤されている歯科衛生士さんの活動です。この施設でも健常者、通所施設利用者、介護老人保健施設入所者と3つの咀嚼指導が示されています。
- 要介護の入所者への個別指導には、口腔アセスメントだけでなく食事場面を観察する重要性が述べられていますが、実際に歯科衛生士が食事の配膳、下膳や食事介助をしながら観察ができていることはすばらしいと思います。
- 実際の食事場面では注意力や集中力、摂食動作などの「認知期・先行期」が観察され、そこに口腔機能が統合されたトータルな意味での咀嚼能力が評価されますから、その情報が歯科治療を行う歯科医師に伝わることはきわめて有用です。施設内の多職種と連携したこうした活動は、今後ますます重要になってくると思われます。

監著者紹介

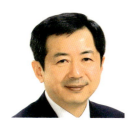

小野 高裕
Ono Takahiro

新潟大学 大学院
医歯学総合研究科
包括歯科補綴学分野 教授

1983年	広島大学歯学部卒業
1987年	大阪大学大学院歯学研究科修了(歯学博士)
1988年	大阪大学歯学部助手(歯科補綴学第二教室)
1995年	大阪大学歯学部附属病院講師
1998年	大阪大学歯学部助教授
2014年～	新潟大学大学院医歯学総合研究科教授(包括歯科補綴学分野)
2017年	新潟大学評議員、医歯学系副学系長、副歯学部長 大阪大学、東京医科歯科大学、北海道大学、東北大学、京都学園大学 非常勤講師

日本補綴歯科学会、日本老年歯科医学会、日本咀嚼学会、日本顎顔面補綴学会、日本顎口腔機能学会 理事

研究分野：歯科補綴学
研究活動：咀嚼・嚥下機能評価法、口腔健康と生活習慣病、摂食嚥下障害に対する補綴装置

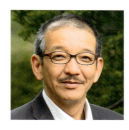

増田 裕次
Masuda Yuji

松本歯科大学
総合歯科医学研究所
顎口腔機能制御学部門
教授

1986年	大阪大学歯学部卒業 同 口腔生理学講座助手
1991年	学位取得 博士(歯学)[大阪大学]
1992年	カナダ・トロント大学歯学部 文部省在外研究員（～1994年2月）
2000年	大阪大学大学院歯学研究科講師
2002年	同 助教授
2004年～	松本歯科大学総合歯科医学研究所教授
2005年	松本歯科大学大学院歯学独立研究科教授 兼務

日本咀嚼学会、日本顎口腔機能学会 理事
歯科基礎医学会、国際歯科研究学会日本部会 評議員

研究分野：口腔生理学
研究活動：咀嚼のメカニズム、口腔感覚の意義、口腔機能評価

咀嚼関連書籍

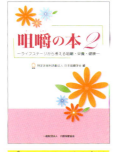

プロフェッショナル向け

咀嚼の本 2
ライフステージから考える
咀嚼・栄養・健康

日本咀嚼学会〔編〕
口腔保健協会刊
2,600円（税抜）

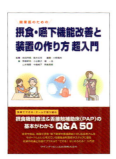

プロフェッショナル向け

開業医のための
摂食・嚥下機能
改善と装置の
作り方 超入門

前田芳信、阪井丘芳〔監著〕
小野高裕〔編著〕
野原幹司、小谷泰子、
堀 一浩、山本雅章、
中島純子、熊倉勇美〔著〕
小社刊
5,000円（税抜）

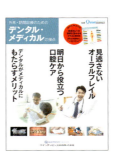

プロフェッショナル向け

外来・訪問診療の
ためのデンタル・
メディカルの接点

見逃さないオーラルフレイル／明日から役立つ口腔ケア／デンタルがメディカルにもたらすメリット

クインテッセンス出版〔編〕
小社刊
6,000円（税抜）

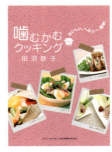

患者さん向け

噛むかむ
クッキング

おいしい、ヘルシー、
簡単！

田沼敦子〔著〕
小社刊
4,500円（税抜）

クインテッセンス出版の書籍・雑誌は、歯学書専用通販サイト『歯学書.COM』にてご購入いただけます。

PCからのアクセスは…

歯学書　検索

携帯電話からのアクセスは…
QRコードからモバイルサイトへ

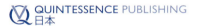

成人～高齢者向け　咀嚼機能アップBOOK
実践に活かせる知識・アイデアがわかる本

2018年2月10日　第1版第1刷発行

監　　著　小野高裕／増田裕次
　　　　　　おのたかひろ　ますだゆうじ

発　行　人　北峯康充

発　行　所　クインテッセンス出版株式会社
　　　　　　東京都文京区本郷3丁目2番6号　〒113-0033
　　　　　　クイントハウスビル　電話(03)5842-2270(代表)
　　　　　　　　　　　　　　　　　(03)5842-2272(営業部)
　　　　　　　　　　　　　　　　　(03)5842-2276(編集部)
　　　　　　web page address　http://www.quint-j.co.jp/

印刷・製本　サン美術印刷株式会社

©2018　クインテッセンス出版株式会社　　　禁無断転載・複写
Printed in Japan　　　　　　　　　　　　落丁本・乱丁本はお取り替えします
ISBN978-4-7812-0600-4　C3047　　　　　　定価はカバーに表示してあります